Puneeta Vohra
Vinod V. C. Savalam
Renu Tanwar

Avanços em radiologia dentária

Puneeta Vohra
Vinod V. C. Savalam
Renu Tanwar

Avanços em radiologia dentária

ScienciaScripts

Imprint
Any brand names and product names mentioned in this book are subject to trademark, brand or patent protection and are trademarks or registered trademarks of their respective holders. The use of brand names, product names, common names, trade names, product descriptions etc. even without a particular marking in this work is in no way to be construed to mean that such names may be regarded as unrestricted in respect of trademark and brand protection legislation and could thus be used by anyone.

Cover image: www.ingimage.com

This book is a translation from the original published under ISBN 978-620-2-05062-3.

Publisher:
Sciencia Scripts
is a trademark of
Dodo Books Indian Ocean Ltd. and OmniScriptum S.R.L publishing group

120 High Road, East Finchley, London, N2 9ED, United Kingdom
Str. Armeneasca 28/1, office 1, Chisinau MD-2012, Republic of Moldova, Europe
Printed at: see last page
ISBN: 978-620-8-24364-7

CONTEÚDO

CAPÍTULO 1. INTRODUÇÃO

Desde a data da sua invenção por Wilhem Conrad Roentgen, em 8 de novembro de 1895, os raios X tornaram-se o objeto mais curioso e, ao mesmo tempo, mais útil no domínio da medicina. Durante estes mais de 100 anos, provou ser um instrumento muito útil não só no domínio médico, mas também no domínio dentário e noutras faculdades de física e química. A sua utilização no domínio médico ou dentário não se limita apenas ao diagnóstico, mas é igualmente útil para fins terapêuticos, especialmente no domínio da gestão do cancro.

No entanto, apesar da sua vasta gama de utilidade, existem certas limitações à sua utilização como ferramenta de diagnóstico, tais como

1. Fornece imagens bidimensionais de partes do corpo tridimensionais, pelo que é difícil ou, por vezes, impossível obter detalhes sobre a localização do objeto ou a extensão da lesão a partes mais profundas do corpo.

2. Sobreposição, devido à anatomia complexa. Isto impede a visibilidade e a precisão do diagnóstico.

3. Sem ou com poucos pormenores de tecidos moles.

4. Não pode fornecer informações fisiológicas ou funcionais.

5. O diagnóstico precoce não é possível, porque na fase inicial da doença as alterações ósseas ou radiológicas não são notáveis e, por isso, os raios X não as conseguem detetar.

6. As doses de radiação perigosas são mais elevadas; em especial, não é possível efetuar o rastreio de todo o corpo de uma só vez numa única imagem, pelo que as doses de radiação finais e o tempo serão mais elevados, o que pode ser desconfortável para o doente.

7. Requer processamento químico, o que aumenta o tempo e também a possibilidade de artefactos nas imagens resultantes devido a variações de tempo, temperatura e concentração de reagentes químicos.

8. Não é possível modificar a imagem resultante em termos de brilho ou contraste, etc., uma vez que a radiografia incorrecta conduz a repetições.

9. A transferência eletrónica de dados é difícil ou não está à altura das necessidades.

Assim, a procura de uma técnica que ultrapasse todas as limitações acima mencionadas e forneça informações de diagnóstico muito mais valiosas e, ao mesmo tempo, relativamente seguras e fáceis de utilizar, é um desafio para o especialista em radiologia.

Ao apresentar esta "Tese de Biblioteca", tentámos abranger todas as técnicas radiográficas especializadas que ultrapassam uma ou mais das limitações acima mencionadas.

CAPÍTULO 2. TÉCNICAS RADIOGRÁFICAS ESPECIALIZADAS: -

❖SIALOGRAFIA[1,2,4,58]

Θ INTRODUÇÃO:

A sialografia é um dos procedimentos de imagiologia mais antigos. Destina-se à deteção e monitorização da evolução das doenças das glândulas salivares.

Θ DEFINIÇÃO:

"A sialografia é uma visualização radiográfica da glândula salivar após infusão retrógrada de material de contraste radiopaco solúvel nos ductos."[1,2]

Θ HISTÓRIA:

1902- A sialografia é mencionada por Capry.

1925- Barsony e Uslenghi descreveram separadamente a sialografia como um instrumento de diagnóstico.

Θ INDICAÇÕES[1,2]:

1. Para visualizar a obstrução ductal por um sialólito ou estenose.
2. Para determinar a extensão da destruição da glândula secundária a cálculos obstrutivos ou corpos estranhos, isto ajudará a decidir se deve ser efectuada uma excisão total da glândula ou uma litotomia simples.
3. Para visualizar dilatações ductais, rupturas, fístulas e divertículos.
4. Para estudar a sialadenite autoimune ou induzida por radiação.
5. É muito útil para o planeamento pré-cirúrgico antes da remoção de massas salivares.
6. Selecionar um local para a biopsia.
7. Para delinear o plano do nervo facial como guia no planeamento de uma biopsia ou dissecção.

Θ CONTRA-INDICAÇÃO:

1. Infeção ativa: A sialografia realizada durante uma infeção ativa pode irritar ainda mais e potencialmente romper a glândula já inflamada. Além disso, a injeção de material de contraste pode forçar as bactérias através da estrutura ductal e agravar a infeção.

2. Alergia aos meios de contraste: O iodo presente nos meios de contraste [tanto os meios de contraste à base de óleo como os à base de água contêm iodo] pode induzir uma reação alérgica.

3. O iodo presente nos meios de contraste pode interferir com os testes de função da tiroide e com a avaliação do cancro da tiroide por medicina nuclear.

Θ MEIOS DE CONTRASTE :[1, 4]

Um meio de contraste sialográfico ideal deve ter as seguintes caraterísticas

1. Propriedades fisiológicas semelhantes às da saliva

2. Miscibilidade com a saliva

3. Ausência de toxicidade local ou sistémica

4. Inércia farmacológica

5. Opacificação satisfatória

6. Baixa tensão superficial e baixa viscosidade para permitir o enchimento dos componentes finos do sistema ductal

7. Eliminação fácil, mas deve ser durável durante um período de tempo suficiente para permitir uma radiografia satisfatória

8. Os meios de contraste residuais devem ser absorvidos pela glândula salivar e desintoxicados pelo fígado ou excretados pelos rins sem produzir quaisquer efeitos tóxicos.

Meios de contraste à base de óleo Solúvel em lípidos	*Meios de contraste à base de água* Não solúvel em lípidos
1. São principalmente derivados iodados do benzeno ou da piridina	1. São de dois tipos: Óleo iodado ou compostos orgânicos de iodo insolúveis em água
2. Estes compostos são mais viscosos, têm maior tensão superficial e são menos miscíveis com a secreção salivar	2. Estes compostos são menos viscosos, têm menor tensão superficial e são mais miscíveis com a secreção salivar
3. A injeção de meio de contraste à base de óleo requer mais pressão para visualizar condutas mais finas. É mal eliminado e causa obstrução ducatal.	3. As caraterísticas físicas destes meios de contraste permitem o enchimento do sistema ductal mais fino sob pressão mais baixa e facilitam a drenagem imediata
4. Não se dilui na saliva nem é absorvido pela mucosa, o que permite a máxima opacidade da estrutura ductal e acinar.	4. É solúvel na saliva e pode difundir-se no tecido glandular, o que pode resultar numa diminuição da densidade radiográfica e numa má visualização dos ductos periféricos.
5. Geralmente acompanhada de dor e desconforto. Se ocorrer extravasamento para o tecido glandular, o material de contraste residual permanecerá no local e pode produzir uma reação grave de corpo estranho e/ou pode interferir com as imagens de TC subsequentes.	5. Estão disponíveis e são recomendados agentes de contraste hidrossolúveis de maior viscosidade que permitem uma melhor visualização das estruturas ductais. Causa menos dor e desconforto.
6. Foram registadas reacções inflamatórias e mesmo a formação de granulomas após a	6. Menor probabilidade de reação com meios de contraste à base de água.

sialografia com contraste à base de óleo.	
7. A excreção do meio de contraste é lenta e dá tempo suficiente para efetuar os vários procedimentos radiográficos.	7. A excreção do meio de contraste é muito rápida.
8. Por exemplo, Etiodol. .[1]	8. Por exemplo, Sinografin.[1] , Hydropaque e Renografin .[4]

Θ EQUIPAMENTOS :[4]

1. Sonda lacrimal
2. Dilatadores [Punctum Dilators]
3. Tubo de polietileno com uma ponta metálica especial de extremidade romba com um orifício lateral para a glândula parótida e um orifício terminal para a glândula submandibular.
4. Seringa de 5 ou 10 cc.
5. Meios de contraste
6. Sialogogos, por exemplo, Pilocarpina

Fig. 1 KIT DE SIALOGRAFIA

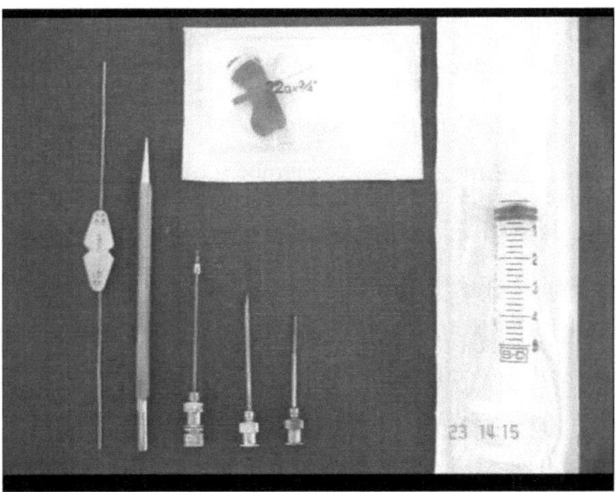

PROCEDIMENTO[1,2,4]

A sialografia pode ser efectuada tanto na glândula submandibular como na parótida.[1,2]. Embora a glândula sublingual seja difícil de infundir intencionalmente, pode ser opacificada durante a infusão do ducto de Wharton para obter imagens da glândula submandibular.[1]

- Recomenda-se a realização de uma radiografia simples inicial [A survey or "scout" film.[1] .] para visualizar cálculos radiopacos e visualizar a potencial destruição óssea de lesões malignas, bem como para verificar os factores de exposição ideais e os parâmetros de posicionamento do doente,[1] fornecendo informações de base para a interpretação do sialograma.

- A fase de injeção ou fase de enchimento.

É utilizada uma sonda lacrimal ou periodontal para dilatar o esfíncter no orifício ductal.

No caso da glândula submandibular, a sonda deve passar ao longo de todo o comprimento do pavimento da boca até ao nível do bordo posterior do músculo milo-hióideo [uma penetração de cerca de 5 cm].

Devido ao trajeto tortuoso do ducto parotídeo, a bochecha tem de ser virada para fora antes de a sonda ser inserida no ducto. A eversão da bochecha ajudará a reduzir a possibilidade de penetrar no ducto num dos ângulos agudos do seu trajeto.

Localização dos orifícios: Tanto no ducto parotídeo como no submandibular, a sonda deve deslizar facilmente para a frente e para trás e também rodar livremente sem arrastar.

Quando o orifício do ducto tiver sido adequadamente dimensionado e alargado, a cânula sialográfica é inserida no ducto de modo a que o batente de tecido pressione firmemente o orifício para evitar o refluxo do corante. A cânula [agulha romba ou cateter] é ligada por um tubo de extensão a uma seringa que contém o agente de contraste.2 A cânula pode ser mantida no lugar colando o tubo à face ou fazendo com que o doente morda o tubo envolto em esponja.

A solução de contraste é infundida lentamente. A fase de enchimento pode ser monitorizada por fluoroscopia ou com filmes estáticos. .[1]

Os volumes adequados de corante necessários variam entre 0,2 e 1,5 ml, dependendo da glândula que está a ser estudada.[1] . [0,76 a 1,00 ml para a glândula parótida, e 0,00 a 0,75 ml para as glândulas submandibulares[4]]. A regra fundamental é que a injeção deve ser interrompida quando a glândula estiver cheia, se o corante for extravasado ou quando o doente sentir um ligeiro desconforto.

PROJECÇÕES RADIOGRÁFICAS :[4]

- Oclusal
- OPG
- Oblíquo lateral
- Vista AP com e sem bochechas inchadas
- Outras vistas adicionais, como a vista basilar inversa, estudos estereoscópicos, vistas de subtração, TAC, RMN, etc., podem ser realizadas para estudar caraterísticas especiais.

INTERPRETAÇÃO:

A arquitetura ductal normal tem um aspeto de "árvore sem folhas". A glândula submandibular demonstra uma transição mais abrupta no diâmetro ductal, enquanto a glândula parótida demonstra uma diminuição gradual no diâmetro ductal. A imagem do sistema ductal aparece como "galhos de árvore" sem nenhuma área da glândula desprovida de ductos. 1. Com o enchimento acinar, a árvore começa a "florescer", o que é típico da fase de opacificação do parênquima. .[1]

Os sialólitos não opacos aparecem como espaços vazios .[1]

Sialectasia [o aparecimento de colecções focais de meio de contraste no interior da glândula. A progressão da gravidade é classificada como pontilhada, globular e cavitária] é observada em casos de sialadenite e síndrome de Sjogren.

- Após o procedimento, o doente deve ser encorajado a massajar a glândula e/ou pode ser administrado um sialogogo, como sumo de limão ou ácido cítrico a 2%, para promover o fluxo de saliva e material de contraste para fora da glândula. .[1, 2]

- A radiografia pós-procedimento é efectuada aproximadamente 1 hora mais tarde. Se, nessa altura, permanecer uma quantidade substancial de material de contraste na glândula salivar, devem ser agendadas visitas de acompanhamento até que o material de contraste seja esvaziado ou totalmente absorvido.

- A desobstrução incompleta pode dever-se a
  - função secretora comprometida
  - obstrução do fluxo salivar,
  - meios de contraste extraductais ou extravasados, ou
  - recolha de material de contraste nas cavidades dos abcessos

ARTROGRAFIA[1,4]

A artrografia da articulação da MT é basicamente um método que fornecerá informações sobre o estado dos tecidos moles da articulação da MT, especialmente a integridade e a posição do disco e da sua fixação posterior. Também fornece informações sobre o desarranjo interno do disco ou a perfuração do disco.

Este exame é muito útil no diagnóstico dos casos em que são evidentes poucos ou nenhuns danos ósseos nos tomogramas pré-artrográficos e em que a evidência clínica [por exemplo, estalidos ou estalidos articulares, limitação dolorosa da abertura ou bloqueio articular] sugere um desarranjo do disco.

Também ajuda a diferenciar a perturbação do disco de outros problemas não ósseos, como a capsulite, a miofascite e a síndrome de disfunção da dor miofacial.

A artrografia da articulação da MT é realizada através da cateterização dos espaços articulares superior e inferior e da injeção de 0,5 ml - 1 ml de meio de contraste radiográfico primeiro no espaço inferior e depois no espaço superior. Os meios de contraste mais utilizados são os compostos de iodo.

É efectuada uma série de radiografias após a opacificação do espaço articular com os maxilares fechados e em fases graduais de abertura.

O disco aparece como um vazio radiolúcido entre duas áreas opacas de meio de contraste, porque não existe nenhuma situação normal conhecida em que exista uma comunicação entre os espaços articulares superior e inferior.

A opacificação de ambos os espaços articulares após a injeção de apenas um denota uma condição patológica.

INDICAÇÕES: -

1. Pacientes com disfunção da dor na ATM de longa data que não respondem a tratamentos simples.
2. Doentes com história persistente de bloqueio [em posições fechadas e abertas].
3. Para doentes com abertura limitada do maxilar sem etiologia conhecida.
4. As informações de diagnóstico fornecidas são:

- Informação dinâmica sobre a posição dos componentes da articulação e do disco à medida que se movem em relação uns aos outros, por exemplo, deslocação do disco com ou sem redução.
- Imagens estáticas dos componentes da articulação com a boca fechada e com a boca aberta. Qualquer outra deslocação anterior ou anteromedial do disco pode ser observada.
- A integridade do disco, ou seja, a presença de qualquer perfuração ou aderência fibrosa

LIMITAÇÕES [DESVANTAGENS] : -

1. Muito doloroso
2. Não indicado quando o doente é hipersensível ao iodo ou a outro meio de contraste.

3. O iodo pode provocar fibrose.

4. É necessário manter uma assepsia muito rigorosa.

5. É um procedimento invasivo

6. Tecnicamente sensível.

7. Não pode ser efectuada na presença de infeção aguda.

CONTRA-INDICAÇÃO: -

- Infeção aguda das articulações ou alergia ao agente de contraste.

VANTAGENS:-

1. Técnica económica para visualizar a parte dos tecidos moles da articulação

2. Pode ser efectuado em doentes com claustrofobia onde a RM não pode ser realizada.

3. É uma opção de investigação para detetar a rutura da cápsula articular ou a perfuração do disco ou da fixação posterior.

4. Em caso de anquilose fibrosa, por vezes a força com que o meio de contraste é injetado pode romper algumas das aderências fibrosas, aumentando assim a mobilidade da articulação.

ARTROGRAFIA DE DUPLO CONTRASTE[1] :-

Nesta técnica, o meio de contraste é removido e substituído por ar. Assim, os espaços articulares aparecem radiolucentes e o disco radiopaco. Esta técnica é indicada em casos de deslocação do disco.

CAPÍTULO 3. RADIOGRAFIA DIGITAL

DEFINIÇÃO: *"Sistema de imagiologia sem película":* "É um método de captar uma imagem radiográfica utilizando um sensor, dividi-la em partes electrónicas e apresentar e armazenar a imagem utilizando um computador"[5] .

O advento da imagem digital revolucionou a radiologia. Desde a sua introdução na medicina dentária em 1987, a radiografia digital influenciou tanto a forma como as doenças dentárias são reconhecidas como a forma como são diagnosticadas[5] . Esta revolução é o resultado da inovação tecnológica no processo de aquisição de imagens e do desenvolvimento de um sistema de computação em rede para a recuperação e transmissão de imagens. Embora a adoção de tecnologias informáticas e de imagiologia digital na medicina dentária tenha ficado um pouco atrás da medicina, estamos a assistir a um aumento constante da utilização destas tecnologias, à melhoria das interfaces de software e à introdução de novos produtos.

Há uma série de forças que estão a impulsionar a passagem da película para o sistema digital, como se segue;

10. Os efeitos prejudiciais de um processamento inadequado da película na qualidade do diagnóstico e a dificuldade de manter um processamento químico de alta qualidade são problemas bem documentados na radiografia dentária. A imagiologia digital elimina o processamento químico.

11. Os resíduos perigosos sob a forma de produtos químicos de processamento e folhas de chumbo são eliminados com o sistema digital.

12.As imagens podem ser transferidas eletronicamente para outros prestadores de cuidados de saúde sem qualquer alteração da qualidade da imagem original.

13. além disso, os receptores intra-orais digitais requerem menos radiação do que as películas, reduzindo assim a dose absorvida pelo doente.

No entanto, o atual sistema digital também tem algumas desvantagens em comparação com a película.

1. O custo inicial da instalação de um sistema digital é relativamente elevado.

2. Certos componentes, como o recetor eletrónico de raios X utilizado em alguns sistemas intra-orais, são susceptíveis de serem manuseados de forma incorrecta e a sua substituição é dispendiosa.

3. Uma vez que os sistemas digitais utilizam tecnologias novas e imaturas, existe o risco de o sistema se tornar obsoleto ou de os fabricantes cessarem a sua atividade.

4. A excelente qualidade de imagem e o custo comparativamente baixo de uma película corretamente exposta e processada mantêm a radiografia convencional baseada em película competitiva em relação às alternativas digitais.

No entanto, as tendências são certas; os computadores desempenham um papel na maioria dos consultórios dentários e esse papel está a expandir-se à medida que uma variedade de funções, desde a marcação de consultas, faturação de procedimentos e elaboração de fichas de pacientes, são integradas em soluções de software de gestão de consultórios sem falhas. Já não se trata de uma questão de *"se"*, mas sim de *"quando"* a maioria dos consultórios dentários começará a utilizar a imagiologia digital. Já durante este período de transição, os consultórios baseados em película serão comparados com imagens digitais de consultórios que implementaram a radiografia digital.

O termo *digital* na imagem digital refere-se ao formato numérico do conteúdo da imagem, bem como à sua discretização. As imagens de película convencionais podem ser consideradas um meio analógico no qual as diferenças de tamanho e distribuição da prata metálica negra resultam num espetro de densidade contínuo. As imagens digitais são numéricas e discretas de duas formas: 1. em termos da distribuição espacial dos elementos da imagem [pixéis] e 2. em termos das diferentes tonalidades de cinzento de cada um dos pixéis. Uma imagem digital é constituída por uma grande coleção de pixels individuais organizados numa matriz de linhas e colunas. Cada pixel tem uma coordenada de linha e coluna que identifica exclusivamente a sua localização na matriz. A formação de uma imagem digital requer várias etapas, começando com processos analógicos. Em cada pixel de um detetor eletrónico, a absorção de raios X gera uma pequena tensão. Um maior número de raios X gera uma tensão mais elevada e vice-versa. Em cada pixel, a tensão pode oscilar entre um valor mínimo e um valor máximo, pelo que é um sinal analógico. A produção de uma imagem digital requer um processo designado por conversão analógica para digital [ADC]. O ADC consiste em duas etapas: Amostragem e quantização. A amostragem significa que uma pequena gama de valores de tensão é agrupada num único valor. A amostragem estreita imita melhor o sinal original, mas leva a maiores requisitos de memória para a imagem digital resultante. Uma vez amostrado, o sinal é quantificado, o que significa que a cada sinal amostrado é atribuído um valor. Estes valores são armazenados no computador e representam a imagem. Para que o médico possa ver a imagem, o computador organiza os pixels na sua localização correta e atribui-lhes um tom de cinzento que corresponde ao número que foi atribuído durante o passo de quantização.

Para compreender os pontos fortes e fracos da radiografia digital, temos de determinar quais os elementos da cadeia de produção de imagens radiográficas que se mantêm inalterados quando mudam. A utilização de um detetor digital implica alterações significativas na forma como adquirimos, armazenamos, recuperamos e apresentamos as imagens. Embora os detectores digitais também exijam o ajuste dos factores de exposição, a essência desta parte da cadeia de formação de imagens (ou seja, transmissão e atenuação selectiva n dos raios X) é a mesma para os detectores digitais e para a película. A física da interação dos raios X com a matéria e os efeitos da geometria da projeção continuam a ser extremamente importantes para compreender o conteúdo da qualidade da imagem radiográfica, quer seja convencional ou digital. No entanto, grande parte do foco da radiografia digital tem sido o desempenho dos detectores digitais, uma vez que o seu desenvolvimento tem sido a força motriz por detrás da transformação digital na medicina dentária.

TIPOS DE IMAGENS DIGITAIS[5] : - -

1. Imagem digital direta
2. Imagem digital indireta

a. Digitalização de radiografias tradicionais

b. Armazenamento de imagens de fósforo {Radiografia digital sem fios5}

EQUIPAMENTOS[5] : -

Para imagens digitais diretas: -

1. Uma máquina de raios X
2. Um sensor intra-oral
3. Um monitor de computador com conversão analógica para digital.

Para imagiologia digital indireta: -

Digitalização de uma radiografia tradicional:

1. Uma câmara CCD
2. Um computador

Sistema de imagem de fósforo de armazenamento:

1. As placas revestidas de fósforo
2. Um scanner laser de alta velocidade
3. Um computador

FONTE DE RADIAÇÃO DE RAIOS X[4, 5] : -

A fonte de radiação de raios X convencional [com 75 a 90 kVp e 8-10mA] é compatível com o sistema de imagiologia digital. No entanto, o temporizador da unidade de raios X deve ser adaptado para permitir exposições num intervalo de tempo de 1/100 de segundo.

DETECTORES DIGITAIS :[1,4, 5]

- DISPOSITIVO DE ACOPLAMENTO CARREGADO [CCD]: -
- SEMICONDUTOR COMPLEMENTAR DE DIÓXIDO DE METAL

[CMOS] : -

- PLACA DE FÓSFORO FOTO-ESTIMULÁVEL [PSP]: -
- DETECTORES DE PAINEL PLANO: -
- DISPOSITIVO DE INJECÇÃO DE CARGA ,[45] : -

Fig.3 FILME DE RAIOS X DE ROTINA E DIFERENTES TIPOS DE SENSORES DE RAIOS X [DETECTORES DIGITAIS].

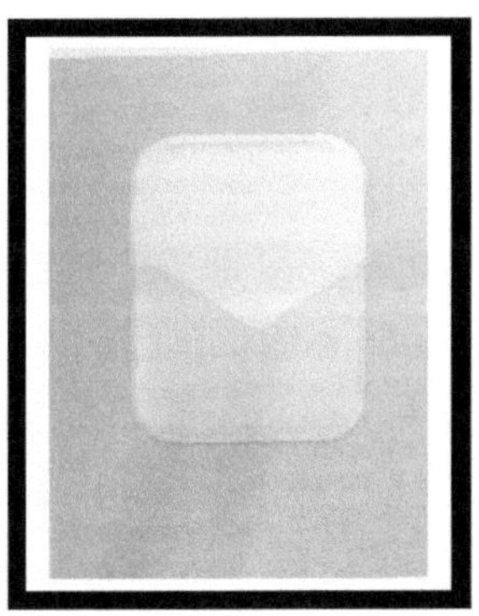

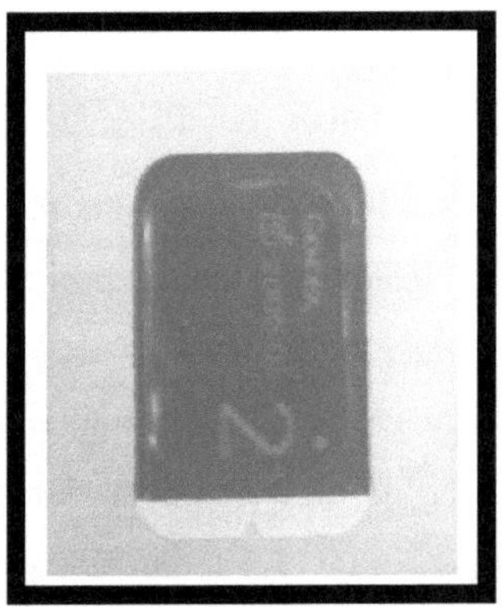

ROUTINE NO.2 X-RAY FILM **PSP [CORD LESS] SENSOR**

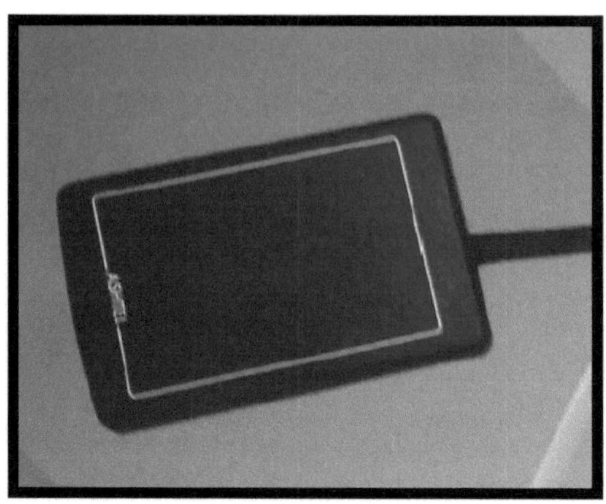

CCD OR CMOS SENSOR

DISPOSITIVO DE ACOPLAMENTO CARREGADO [CCD]: -

Não se trata de uma tecnologia nova; foi desenvolvida pela primeira vez na década de 1960 e utilizada em muitos dispositivos, incluindo aparelhos de fax, câmaras de vídeo domésticas, microscópios e telescópios[5] . O dispositivo de dupla carga [CCD] foi o primeiro recetor de imagem digital direta a ser adaptado para imagiologia intra-oral e foi introduzido na medicina dentária em 1978. O CCD utiliza uma fina bolacha de silício como base para o registo de imagens. Os cristais de silício são formados numa matriz de elementos de imagem [pixel]. Quando expostos à radiação, as ligações covalentes entre os átomos de silício são quebradas, produzindo pares de buracos de electrões. O número de pares de buracos de electrões que se formam é proporcional à quantidade de exposição que uma área recebe. Os electrões são então atraídos para o potencial mais positivo do dispositivo, onde criam "pacotes de carga". Cada pacote corresponde a um píxel. O padrão de carga formado a partir do pixel individual na matriz representa a imagem latente. A imagem é lida transferindo cada fila de cargas de um píxel para o seguinte, numa forma de "brigada de baldes". Quando uma carga chega ao fim da sua fila, é transferida para um amplificador de leitura e transmitida como uma tensão para o conversor analógico-digital localizado no computador ou a ele ligado. A tensão de cada pixel é amostrada e é-lhe atribuído um valor numérico que representa um nível de cinzento. A matriz de silício e os respectivos componentes electrónicos de leitura e amplificação estão encerrados numa caixa de plástico para os proteger do ambiente oral. Estes elementos do detetor consomem parte do espaço do sensor, de modo que a área ativa do sensor é inferior à sua área de superfície total. O volume do sensor, embora reduzido pela miniaturização contínua dos componentes electrónicos, é um inconveniente potencial dos detectores CCD. Além disso, a maioria dos detectores incorpora um cabo eletrónico para transferir dados para o ADC. O comprimento do cabo varia de 8 a 35 pés; quanto mais curto o cabo, mais limitada é a gama de movimentos[4, 5]. Um fabricante produziu um sistema que substitui a ligação por cabo por um transmissor de micro-ondas. Isto liberta o detetor da ligação direta ao computador, mas requer alguns componentes electrónicos adicionais, aumentando assim o volume total do sensor. Vários fabricantes produzem detectores com áreas de sensor ativo variáveis, correspondendo aproximadamente aos diferentes tamanhos das películas intra-orais. A produção de detectores sem defeitos é relativamente dispendiosa, e o custo do detetor aumenta com o aumento do tamanho da matriz [número total de pixels]. O tamanho do pixel varia entre 20 e 70 microns e o número de pixéis é de 640X480 [3, 07.200 pixéis] no CCD[4, 5] . Um tamanho de pixel mais pequeno aumenta o custo do recetor. Dado que os CCD são mais sensíveis à luz do que aos raios X, a maioria dos fabricantes utiliza uma camada de material cintilante revestida diretamente na superfície do CCD ou acoplada à superfície por fibra ótica. Isto aumenta a eficiência de absorção de raios X do detetor. Os compostos de oxibrometo de gadolínio semelhantes aos utilizados nos ecrãs radiográficos de terras raras ou o iodeto de césio são exemplos de cintiladores que têm sido utilizados para este fim.

Os CCD foram também fabricados em matrizes lineares com alguns pixéis de largura e muitos pixéis de comprimento para a obtenção de imagens panorâmicas e cefalométricas. No caso das unidades panorâmicas, o CCD é fixado na posição oposta à fonte de raios X, com o eixo linear da matriz orientado paralelamente ao feixe de raios X em forma de leque. Alguns fabricantes fornecem CCD que podem ser adaptados a unidades panorâmicas mais antigas. Ao contrário da imagiologia por película, a mecânica da imagiologia cefalométrica é diferente. A construção de um único CCD de um tamanho que pudesse capturar simultaneamente a área de um crânio completo seria proibitivamente cara. A combinação de uma matriz linear de CCDs e de um feixe de raios X em forma de fenda com um movimento de varrimento permite o varrimento do crânio durante vários segundos. Uma desvantagem desta abordagem é a maior possibilidade de artefactos de movimento do doente durante os vários segundos necessários para completar um exame.

SEMICONDUTOR COMPLEMENTAR DE DIÓXIDO DE METAL [CMOS]; [SENSOR DE PÍXEIS ACTIVOS - APS[5]]: -

Esta tecnologia é a base das câmaras de vídeo típicas de consumo. Estes detectores são semicondutores à base de silício, mas são fundamentalmente diferentes dos CCD na forma como as cargas dos píxeis são lidas. Cada pixel está isolado dos pixels vizinhos e está diretamente ligado a um transístor. Tal como no CCD, são gerados pares de buracos de electrões no interior do pixel, proporcionalmente à quantidade de energia de raios X que é absorvida. Esta carga é transferida para o transístor sob a forma de uma pequena tensão. A tensão em cada transístor pode ser tratada separadamente, lida pelo frame grabber, e depois armazenada e apresentada como um valor digital de cinzento. A tecnologia CMOS é amplamente utilizada noutros domínios e é mais barata do que os CCD.

Este dispositivo proporciona uma resolução 25% superior à do CCD, é menos dispendioso de produzir e oferece maior durabilidade do que o CCD .[4, 5]

PLACA DE FÓSFORO FOTO-ESTIMULÁVEL [PSP]:

Os PSP absorvem e armazenam energia dos raios X e depois libertam essa energia sob a forma de luz (fosforescência) quando estimulados por outra luz de comprimento de onda adequado. Na medida em que os comprimentos de onda da luz estimulante e da luz fosforescente diferem, os dois podem ser distinguidos e a fosforescência pode ser quantificada como uma medida da quantidade de energia de raios X que o material absorveu. O material PSP utilizado para a imagiologia radiográfica é o fluorohalogeneto de bário "dopado com Europeam". O bário, em combinação com o iodo, o cloro ou o bromo, forma uma estrutura cristalina. A adição de Europeam (Eu^{+2}) cria imperfeições nesta rede. Quando exposto a uma fonte de radiação suficientemente energética, o eletrão de valência do Europeam pode absorver energia e passar para a banda de condução. Estes electrões migram para as vacâncias de halogéneo próximas (centros F) na rede de fluoreto e podem ficar presos num estado metaestável. Neste estado, o número de electrões aprisionados é proporcional à exposição aos raios X e representa uma imagem latente. Quando estimulado por luz vermelha de cerca de 600 nm, o flurohaleto de bário liberta os electrões aprisionados para a banda de condução. Quando um eletrão regressa ao ião Eu^{+3} , é libertada energia no espetro verde entre 300 e 500nm. As fibras ópticas conduzem a luz da placa PSP para um tubo fotomultiplicador. O tubo fotomultiplicador converte a luz em energia eléctrica.

Um filtro vermelho no tubo fotomultiplicador remove seletivamente a luz estimulante, e a luz verde restante é detectada e convertida numa tensão variável. A variação na saída de tensão do tubo fotomultiplicador corresponde a variações na intensidade da luz estimulada da imagem latente. O sinal de tensão é quantificado por um conversor analógico-digital e armazenado e apresentado como uma imagem digital. Na prática, o material de flurohalogeneto de bário é combinado com um polímero e espalhado numa camada fina sobre um material de base para criar uma placa de fósforo fotoestimulável. Para a radiografia intra-oral, é utilizada uma base de poliéster semelhante à película radiográfica. As PSP são formadas em todos os tamanhos, desde as películas IOPA até às películas OPG e Cephalomatric.

Antes das exposições, as placas de PSP devem ser apagadas para eliminar as "imagens fantasma" de exposições anteriores. Para o efeito, a placa deve ser inundada com uma fonte de luz brilhante [colocar a placa na caixa de visualização dentária com o lado do fósforo virado para a luz durante 1 a 2 minutos]. Alguns sistemas PSP possuem luzes de apagamento automáticas. As placas apagadas são colocadas em recipientes estanques à luz antes da exposição. Para as chapas pequenas [para a IOPA], são utilizados envelopes de polivinil seláveis e, para as chapas grandes, são utilizadas cassetes convencionais [sem ecrã].

Após a exposição, as chapas devem ser processadas o mais rapidamente possível, uma vez que os electrões retidos podem perder-se ao longo do tempo. Alguns fósforos perdem 23% dos seus electrões presos após 30 minutos e 30% após uma hora. No entanto, esta perda é tão uniforme que a perda precoce de carga não resulta normalmente em perda de qualidade de imagem. No entanto, as imagens subexpostas podem sofrer uma deterioração visível da imagem. As imagens adequadamente expostas podem ser armazenadas durante 12 a 24 horas e manter uma qualidade de imagem aceitável.

Outra causa de desvanecimento da imagem é a exposição à luz ambiente durante a preparação da chapa para processamento. Recomenda-se um ambiente semi-escuro para o manuseamento das chapas. Quanto mais intensa for a luz de fundo e mais longa for a exposição da chapa a essa luz, maior será a perda de electrões retidos. As luzes de segurança vermelhas que se encontram na maioria das salas escuras não são seguras para as chapas PSP expostas, que são mais sensíveis ao espetro de luz vermelha.

Varreduras de placas estacionárias

Para ler as imagens latentes nas placas PSP, é utilizado um espelho multifacetado de rotação rápida que reflecte um feixe de luz laser vermelha. À medida que o espelho se vai deslocando, a luz laser atravessa a placa. A placa avança e a linha de fósforo adjacente é varrida. A direção de varrimento do laser na placa é designada por "direção de varrimento rápido". A direção de avanço da placa é designada por "direção de varrimento lento".

Digitalização de placas rotativas:

Uma abordagem alternativa à leitura de chapas é a rotação rápida do tambor que segura a chapa. A rotação do tambor para além de um laser fixo permite uma leitura rápida. Os movimentos incrementais do laser na direção de varrimento lento permitem a aquisição de dados de imagem linha a linha.

A resolução do sistema PSP é determinada por uma série de factores.

A espessura do material de fósforo. Um material mais espesso provoca uma maior difusão e produz uma menor resolução. Por outro lado, uma camada mais espessa aumenta a eficiência da absorção de raios X, resultando num recetor de imagem mais rápido.

A resolução é inversamente proporcional ao diâmetro do feixe laser. O diâmetro efetivo do feixe é aumentado pela vibração nos modelos de espelho rotativo e de scanner de tambor. O movimento de varrimento lento influencia a resolução através do incremento do avanço da chapa. Este incremento pode ser ajustado para aumentar ou reduzir a resolução em alguns sistemas.

Vantagem[5] : -

1. Sem fios.
2. Flexível; adapta-se à boca de forma semelhante a uma película intra-oral.
3. Reutilizável.

Desvantagens[5] : -

1. Devido às etapas de digitalização a laser, que podem demorar entre 30 segundos e 5 minutos, este tipo de técnica de imagem digital é menos rápido do que a imagem digital direta.

DETECTORES DE PAINEL PLANO: -

Estão a ser utilizados para imagiologia médica e em dispositivos de imagiologia extra-orais.

Estes detectores proporcionam uma área de matriz relativamente grande com uma dimensão de pixel inferior a 100 microns. Permitem a obtenção direta de imagens digitais de grandes áreas do corpo, incluindo a cabeça. Foram adoptadas duas abordagens na seleção de materiais sensíveis aos raios X para os detectores de painel plano.

Os detectores indirectos são sensíveis à luz visível e é utilizado um ecrã intensificador (Gd_2O_2S ou CsI) para converter a energia dos raios X em luz. Estes dispositivos são limitados pela espessura do ecrã de intensificação. Os ecrãs mais espessos são mais eficientes, mas resultam numa maior difusão dos fotões de luz e na falta de nitidez da imagem.

Os detectores diretos utilizam um material fotocondutor (selénio) com propriedades semelhantes às do silício e um número atómico mais elevado que permite uma absorção mais eficiente dos raios X. Sob a influência de um campo elétrico aplicado, os electrões que são libertados durante a exposição do selénio aos raios X são conduzidos em linha direta para um elemento detetor de transístor de película fina (TFT) subjacente. Os detectores diretos que utilizam selénio (Z=34) proporcionam uma maior resolução mas uma menor eficiência em comparação com os detectores indirectos que utilizam ecrãs intensificadores com gadolínio (Z=64) ou césio (Z=55). A energia eléctrica gerada é proporcional à exposição aos raios X e é armazenada em cada pixel num condensador. A energia é libertada e lida aplicando tensões de linha e coluna adequadas ao transístor de um determinado pixel. Atualmente, os detectores de painel plano são dispendiosos e provavelmente limitados a tarefas de imagiologia especializadas, como a tomografia computorizada de feixe cónico.

DISPOSITIVO DE INJECÇÃO DE CARGA :[4, 5]

Trata-se de outra tecnologia de sensor, estruturalmente muito semelhante ao CCD, mas neste caso não é necessário um computador para processar as imagens. Este sistema é composto por um sensor de raios X CID, um cabo e uma ficha que podem ser inseridos na fonte de luz da plataforma da câmara, sendo as imagens digitais visualizadas no monitor do sistema em segundos. Os sensores CID utilizam a mesma plataforma de acoplamento que a câmara intra-oral. A imagem pode ser impressa com uma impressora de vídeo a cores e guardada como ficheiro informático ou num gravador de vídeo de secretária.

VISUALIZAÇÃO DE IMAGENS DIGITAIS: -[1,4]

Tubo de raios catódicos (CRT), utilizado em monitores de computador convencionais Transístor de película fina (TFT), utilizado em computadores portáteis e de ecrã plano. O computador digitaliza, processa e armazena a informação recebida do sensor. O monitor do computador permite a visualização imediata desta exposição. A velocidade de registo da imagem é extremamente útil durante determinados procedimentos dentários, como a colocação de implantes cirúrgicos ou durante a instrumentação da terapia do canal radicular.

A imagem pode ser:

1. Armazenado permanentemente no computador
2. Impresso em papel para o registo do doente

a. Impressora de filmes.

b. Impressora de papel.

3. Transmitido eletronicamente às companhias de seguros ou ao especialista dentário que o encaminhou.

O computador oferece várias funcionalidades para visualizar as imagens:

Tecnologia de ecrã dividido: que permite ao operador visualizar e comparar várias imagens no mesmo ecrã. Isto ajuda na comparação e avaliação da progressão da doença e dos resultados do tratamento.

Ampliação, o que permite uma melhor visualização e a obtenção de medições lineares e angulares, por exemplo, para medir o comprimento das raízes.

Restauro da imagem: os defeitos nos dados brutos recebidos são corrigidos antes de a imagem se tornar visível no ecrã.

Melhoria da imagem: a maior parte das operações de melhoria da imagem são aplicadas para a tornar visualmente mais apelativa. Isto é feito através do ajuste da

Brilho e contraste; isto pode ser conseguido alterando o ecrã da imagem sem alterar a imagem.

Afiar e alisar

Imagem colorida para melhor visualização.

Radiografia de subtração digital (DSR): melhora a visualização das alterações minerais que ocorreram ao longo do tempo contra um fundo homogéneo de anatomia inalterada.

Análise de imagens: estas operações destinam-se a extrair da imagem informações não pictóricas relevantes para o diagnóstico.

Segmentação: o objetivo é simplificar a imagem e reduzi-la à sua componente básica. A imagem é separada do primeiro plano do fundo.

Compressão de imagens: Neste caso, a imagem é comprimida através da redução do número de ficheiros de imagem digital para armazenamento ou transmissão. Sem perdas (reversível) ou com perdas (irreversível).

Síntese de imagens: síntese de novas imagens com base em dados de imagem adquiridos a partir de múltiplas projecções. O objetivo destas modalidades é aceder a informações sobre o objeto de interesse em três dimensões. Os scanners de TC, RMN e PET estão entre os sintetizadores de imagem bem conhecidos e sofisticados para imagiologia maxilofacial.

Tomossíntese: -baseia-se na focagem selectiva de um corte arbitrário através do objeto, deslocando e adicionando um conjunto de projecções básicas. Esta técnica tem uma aplicação limitada em medicina dentária.

Tomografia computorizada localizada: (Micro-CT radiografia) (Microtomografia) baseia-se no mesmo princípio que a TC. É útil in vitro para o estudo de tecidos minerais. A TC pode ser utilizada para identificar e delinear processos patológicos e a sua extensão, visualizar traumatismos, avaliar os seios paranasais, avaliar o componente ósseo da ATM e os locais para o planeamento pré-cirúrgico de implantes, bem como para ver e decifrar fracturas faciais complexas.

VANTAGENS:

1. Resolução superior da escala de cinzentos

2. Fácil reprodutibilidade

3. Redução da exposição à radiação [O tempo ou a dose de exposição para a radiografia digital são 50-80 % inferiores aos necessários para a radiografia convencional utilizando película de velocidade E[4, 5] .]

4. Aumento da velocidade de visualização de imagens

5. Menor custo do equipamento e das películas

6. Aumento da eficiência

7. Melhoria das imagens de diagnóstico

8. Imagem de excelente qualidade, sem perda de qualidade normalmente associada ao processamento químico convencional específico.

9. É possível o processamento, a ampliação e a reconstrução de imagens para fins de diagnóstico específicos.

10. Com a ajuda do computador, é possível a deteção de defeitos e a visualização tridimensional das estruturas dentárias com base em dados radiográficos.

11. Ferramenta eficaz de educação do paciente.

12. Não há necessidade de gestão de resíduos relacionados com a folha de chumbo e soluções químicas.

DESVANTAGENS:

1. A instalação inicial é dispendiosa.

2. Os componentes são susceptíveis de serem manuseados de forma incorrecta e a sua substituição é dispendiosa.

3. A qualidade da imagem continua a ser uma fonte de debate

4. Os tamanhos de sensor são mais espessos do que as películas intra-orais e, por conseguinte, desconfortáveis para o paciente.

5. Controlo de infecções: o sensor tem de ser coberto adequadamente com um pano de plástico descartável.

6. Questões jurídicas, uma vez que a imagem digital original pode ser manipulada, é discutível se as radiografias digitais podem

ser utilizados como prova em acções judiciais.

UTILIZAÇÕES:

1. Para detetar lesões, doenças e condições dos dentes e estruturas circundantes.
2. Para confirmar ou classificar doenças suspeitas.
3. Para fornecer as informações durante os procedimentos dentários (por exemplo, instrumentação para tratamento de canais radiculares e colocação cirúrgica de implantes).
4. Avaliar o crescimento e o desenvolvimento.
5. Para ilustrar alterações secundárias a cáries, doenças periodontais ou traumatismos.
6. Documentar o estado de um doente num determinado momento.
7. Este sistema não se limita a imagens intra-orais, mas também podem ser obtidas imagens panorâmicas e cefalométricas

CAPÍTULO 4. RADIOGRAFIA DIGITAL DE SUBTRACÇÃO

A radiografia de subtração requer duas imagens idênticas. A imagem é um composto destas duas, representando as suas diferentes densidades. Embora o exame visual da radiografia padrão não consiga detetar uma alteração de 0,85 mm na espessura do osso cortical, a radiografia de subtração digital é tão sensível que consegue detetar uma alteração de 0,12 mm. A capacidade da radiografia de subtração digital para registar diferenças mínimas depende do grau de correspondência entre as duas imagens. No entanto, foram desenvolvidas técnicas para corrigir as diferenças na geometria da projeção do contraste da imagem e o endurecimento do feixe de raios X causado pelos tecidos através dos quais o raio X viaja.

A radiografia de subtração digital tem sido considerada útil no diagnóstico de lesões periodontais e cariosas, ambas caracterizadas por uma progressão por vezes insidiosa e relativamente lenta. Alguns sugeriram que o aumento do contraste da imagem subtraída com cor ajuda na observação de pequenos defeitos periodontais. A radiografia de subtração também tem sido referida como tendo potencial para avaliar pequenas alterações na posição do côndilo mandibular e a integridade das superfícies articulares, bem como para avaliar a remodelação óssea em torno de implantes de hidroxiapatite granular. A radiografia de subtração digital é difícil de utilizar na prática clínica porque cada ocasião requer um alinhamento reprodutível do raio central do feixe de raios X, dos dentes e da película.

CAPÍTULO 5. XERORADIOGRAFIA

INTRODUÇÃO: -

Este método baseia-se num processo eletrostático semelhante ao utilizado para a xerox. Existem várias caraterísticas da xeroradiografia que a tornam um sistema de imagem atrativo em situações de diagnóstico específicas, tais como

- Melhoria pronunciada das margens.
- Alto contraste
- Uma escolha de ecrã positivo e negativo
- Bons pormenores
- Grande latitude.

Além disso, não necessita de películas que contenham halogeneto de prata, como as habitualmente utilizadas na radiografia convencional.

EXISTEM DOIS SISTEMAS NA XERORADIOGRAFIA;

O sistema médico 125

O sistema Dental 110

A fonte de raios X convencional é utilizada na produção de xeroradiografia. No entanto, a película é substituída por um fotorreceptor revestido de selénio [placa Xerox], que possui uma carga eletrostática uniformemente distribuída. A carga é aplicada por um condicionador que também insere a placa carregada numa cassete à prova de luz. Durante uma exposição, os raios X que penetram numa parte do corpo ou num objeto são absorvidos pela superfície da placa de selénio, provocando uma descarga selectiva. A distribuição e a quantidade de descarga estão relacionadas com a distribuição e a quantidade de radiação que atinge a chapa Xerox e, por conseguinte, a informação contida no feixe de raios X transmitido é deixada como um padrão carregado na chapa. O padrão de carga eléctrica, a imagem latente, é análogo à imagem latente produzida pela redução das moléculas de brometo de prata a átomos de prata livres nas manchas de sensibilidade de uma emulsão fotográfica.

A maior quantidade de carga permanece sob a parte mais espessa do objeto, onde a maior parte da radiação foi absorvida. Nas áreas onde ocorreu menor absorção, a radiação penetrante dissipa uma maior quantidade de carga da superfície do selénio. Na interface entre as áreas de maior e menor absorção, as forças electrostáticas são distorcidas. Os campos eléctricos resultantes produzem o mesmo efeito que a produção de bandas mach que ocorrem nos limites de objectos com densidades diferentes devido a um fenómeno chamado extinção lateral que ocorre na retina.

A imagem latente é revelada numa imagem visível. Durante a revelação, uma nuvem de partículas de pó carregadas de toner é exposta à chapa e as partículas de pó são atraídas para o padrão carregado na superfície. A associação entre o toner e a chapa fica completa; a imagem visível é transferida para o papel numa máquina designada por revelador.

Os campos eléctricos presentes durante a revelação resultam, em parte, da tensão aplicada na parte de trás da chapa com o objetivo de distribuir as partículas de toner e, em parte, das diferenças na distribuição de carga na imagem latente. Existem não uniformidades nos limites entre diferentes intensidades de carga e resultam na deposição de mais toner no lado mais carregado do limite e menos toner no lado menos carregado. Na imagem resultante, os limites ou arestas são realçados.

Quando é aplicada uma tensão positiva na parte de trás da chapa Xerox durante a revelação, as partículas de toner negativas são atraídas para a superfície. Neste modo, as áreas altamente carregadas correspondentes às partes mais espessas ou densas do corpo recebem mais toner do que as áreas descarregadas cobertas por partes finas ou de baixa densidade do corpo. Isto resulta numa imagem positiva em que a área mais escura da imagem corresponde às partes mais densas da anatomia.

As imagens negativas podem ser produzidas através da aplicação de uma tensão negativa na parte de trás da chapa, que atrai partículas de toner positivas para a superfície.

As partículas com carga positiva são preferencialmente atraídas para as partes descarregadas da placa, o que corresponde às partes menos densas do corpo. Na imagem final, o objeto denso aparece branco ou radiopaco e os objectos menos densos aparecem escuros ou radiolucentes.

A xeroradiografia pode ser visualizada à luz reflectida ou transmitida. Quando a imagem latente é transferida da placa para o papel, a imagem original é invertida 180^0 e é vista como uma imagem em espelho.

UTILIZAÇÕES: -

1. Mamografia
2. Cefalografia
3. Avaliação de lesões ósseas na mandíbula
4. Sialografia
5. Estudo da variedade de estruturas dentárias e não dentárias.
6. Tomografia da articulação da MT.

O sistema de xeroradiografia dentária tem uma conceção física diferente. As placas receptoras de imagem são do tamanho das películas n.º 1 e 2 e encaixam na boca do paciente. Os receptores de imagem são carregados e processados numa imagem final permanente numa única peça de equipamento. Para fazer uma imagem, o foto-recetor é carregado na estação de saída. Em seguida, é colocado intra-oralmente, exposto e devolvido à estação de entrada. A chapa passa por uma estação de toner, onde partículas de toner carregadas, suspensas num veículo líquido, são depositadas numa chapa para revelar a imagem. A placa seguinte é seca para remover o veículo líquido. A imagem é recuperada da chapa através de uma estação de transferência de adesivo transparente. A fita adesiva é colocada em contacto com a placa e retira todas as partículas de toner. A imagem é protegida através da aplicação do adesivo com a imagem numa tira de suporte translúcida.

INDICAÇÕES NA REGIÃO DA CABEÇA E DO PESCOÇO.

1. Avaliação periodontal e periapical para mostrar bons pormenores ósseos.

2. Radiografia cefalométrica para mostrar os pontos de referência necessários dos tecidos duros e moles numa só película.

3. Sialografia para mostrar a estrutura fina do ducto.

4. Avaliação da sombra dos tecidos moles da faringe e da laringe.

VANTAGENS: -

1. Alto contraste

2. Maior capacidade de resolução de estruturas finas

3. Requerem 1/3 da exposição de uma radiografia convencional.

4. Fácil de utilizar.

5. Produz imagens secas permanentes para visualização em cerca de 20 segundos depois de o fotorreceptor exposto ser devolvido à máquina.

6. A imagem é facilmente reversível

7. Para fins de diagnóstico, este método simples permite uma excelente definição de estruturas finas e delicadas devido ao realce dos bordos,

8. Altura da crista alveolar melhor visualizada

9. As cáries são vistas mais rapidamente

10. Útil em endodontia

11. Deteção do cancro

12. biomateriais de imagiologia.

DESVANTAGENS: -

1. Podem ocorrer artefactos de realce de margens.

2. Os processadores são caros.

3. É necessária uma dose de radiação elevada para a técnica de radiografia extra-oral.

CAPÍTULO 6. TOMOGRAFIA CONVENCIONAL

❖ RADIOGRAFIA DE SECÇÕES DO CORPO

❖ TOMOGRAFIA CONVENCIONAL BASEADA EM PELÍCULA

INTRODUÇÃO: -

TOMOGRAFIA: -[1]

Tomografia é um termo genérico, formado a partir das palavras gregas Tomo [Fatia]; Graph [Imagem], que foi adotado em 1962 pela Comissão Internacional de Unidades e Medidas Radiográficas para descrever todas as formas de radiografia seccional do corpo.

Definição: - "É um processo pelo qual é produzida uma camada de imagem do corpo, enquanto as imagens das estruturas acima e abaixo dessa camada são tornadas invisíveis por desfocagem".

Princípio: - Na radiografia normal, o carácter do padrão na radiografia é formado pelas estruturas anatómicas de interesse que, muitas vezes, são parcial ou mesmo completamente obscurecidas pelas sombras projectadas pelas estruturas sobrejacentes ou subjacentes. Em muitos casos, é possível fazer uma distinção escolhendo a orientação adequada do doente, mas em muitos outros é necessário utilizar uma técnica conhecida como "radiografia em corte do corpo" ou "tomografia".

A radiografia de secção do corpo é uma técnica especial de raios X que permite a visualização de uma secção da anatomia do doente, desfocando as regiões da anatomia do doente acima e abaixo da secção de interesse, através do processo de "nitidez" do movimento .[1]

Isto é conseguido através de um movimento sincronizado do filme e do tubo em direcções opostas, em torno de um fulcro [ou seja, o plano de interesse no corpo do doente]

O objetivo da tomografia é desfocar as imagens das estruturas não localizadas no plano focal, tanto quanto possível e tão uniformemente quanto possível.

A desfocagem é maior nas seguintes condições:

1. Quanto mais a estrutura estiver afastada do plano focal e quanto maior for a distância entre a estrutura e a película, em ambas as condições, o resultado é a desfocagem.

2. Quanto mais o eixo longo da estrutura a desfocar estiver orientado perpendicularmente à direção da deslocação [realizada pelo movimento tomográfico]

3. Quanto maior for a amplitude do percurso do tubo [determinada pelo ângulo ou arco tomográfico]

Camada tomográfica: - A espessura do tecido no plano focal é designada por camada tomográfica. A localização da camada tomográfica é determinada pela posição do fulcro e a sua largura [descrita numericamente como espessura do corte], pelo ângulo ou arco tomográfico. A espessura da camada de imagem [ou espessura do corte] depende do ângulo de rotação ou da quantidade de movimento do tubo; assim, se o trajeto do tubo de raios X for curto e o ângulo for pequeno, a camada de imagem é relativamente espessa. Se, pelo contrário, o ângulo do movimento aumentar, a espessura da camada de imagem diminui.

Algum grau de degradação da imagem também ocorre dentro da camada de imagem. A maior quantidade de desfocagem está na periferia da camada de imagem e a imagem mais nítida está no centro.

Tomografia de ângulo estreito [Zonografia][1] : - Utiliza um ângulo inferior a 10^0 . Chama-se zonografia porque uma zona relativamente espessa de tecido até 25 mm é objeto de uma imagem nítida, sendo particularmente útil quando o contraste é baixo devido à pouca diferença de densidade física entre estruturas adjacentes, especialmente no caso dos tecidos moles.

Tomografia de grande ângulo[1] : - Utiliza um ângulo tomográfico superior a 10^0 e permite a visualização de estruturas finas que normalmente seriam obscurecidas pela sobreposição. Utilizando esta técnica, podem ser visualizadas camadas tão finas como 1 mm. Uma desvantagem desta técnica é o facto de produzir imagens com contraste reduzido, devido à finura do seu corte. É útil para a avaliação de estruturas com maior densidade física, como o osso.

MÁQUINAS/EQUIPAMENTOS E MOVIMENTOS TOMOGRÁFICOS: -

O equipamento essencial para a tomografia inclui um tubo de raios X e uma película radiográfica rigidamente ligados e capazes de se moverem em torno de um eixo fixo ou fulcro.

Os princípios da tomografia podem ser implementados mecanicamente de várias formas:

O tubo e a película movem-se sincronizadamente numa linha reta em direção oposta num plano paralelo

O tubo e a película podem também mover-se sincronizadamente em direcções opostas em planos paralelos, mas com movimentos diferentes de uma linha reta, ou seja, movimentos circulares, transversais, em espiral, elípticos, hipocicloidais, tri-espirais e outros movimentos multidireccionais.

A desfocagem de objectos fora de um plano focal é conseguida mais eficazmente por movimentos compostos do tubo de raios X e menos eficazmente por movimentos simples.

A qualidade da imagem dos tomogramas lineares apresenta várias deficiências em comparação com os tomogramas produzidos por outros tipos de movimentos. No movimento linear, o padrão de desfocagem é irregular e incompleto, o que leva ao registo de uma imagem de um plano irregular de profundidade variável, cuja forma depende da orientação das estruturas anatómicas situadas fora do plano de focagem presumido para o raio central do feixe de raios X. Estes tomogramas aparecem frequentemente com riscas. Estas estrias, chamadas *imagens falsas* ou *linhas parasitas*,[1] representam a imagem de objectos fora do plano focal. Além disso, com o tipo de movimento linear paralelo, a distância entre o tubo e o doente e entre o doente e o filme está constantemente a mudar, tal como a angulação do feixe de raios X em relação ao plano focal, o que resulta numa ampliação inconsistente, instabilidade dimensional e densidades não uniformes.

Fig.4 VÁRIOS MOVIMENTOS PARA A TÉCNICA TOMOGRÁFICA CONVENCIONAL

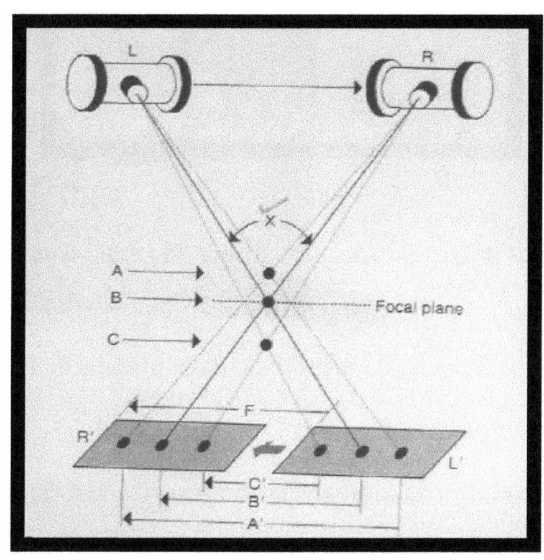

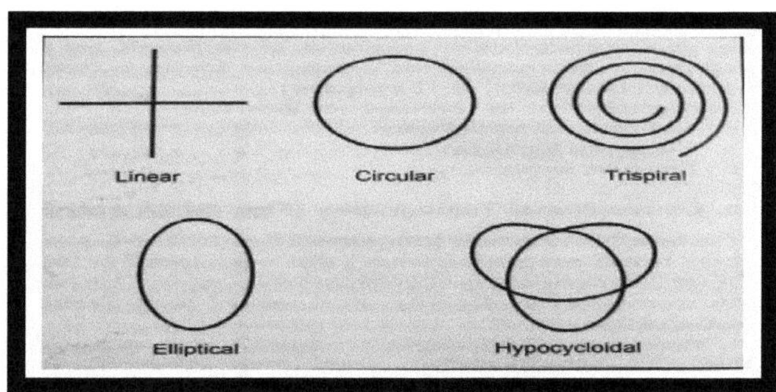

TOMOGRAFIA DE GRANDE ANGULAR E DE ÂNGULO ESTREITO

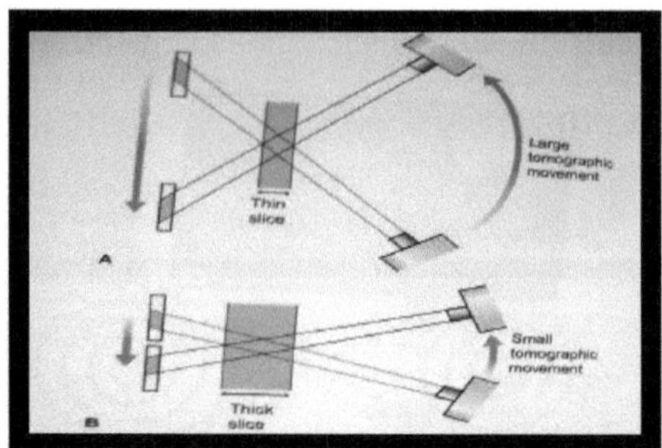

UTILIZAÇÕES[1,4] :-

1. Tomografia dos seios nasais que, de outra forma, são mal visualizados nas radiografias de rotina.
2. Tomografia dos ossos da face, da mandíbula e da articulação temporomandibular.
3. Para pacientes com implantes dentários

No entanto, desde a introdução da tomografia computorizada e da ressonância magnética, que têm uma resolução de contraste superior à lei, esta radiografia baseada em película é atualmente utilizada com menos frequência.

Fig.5 IMAGENS TOMOGRÁFICAS DO CONDILO

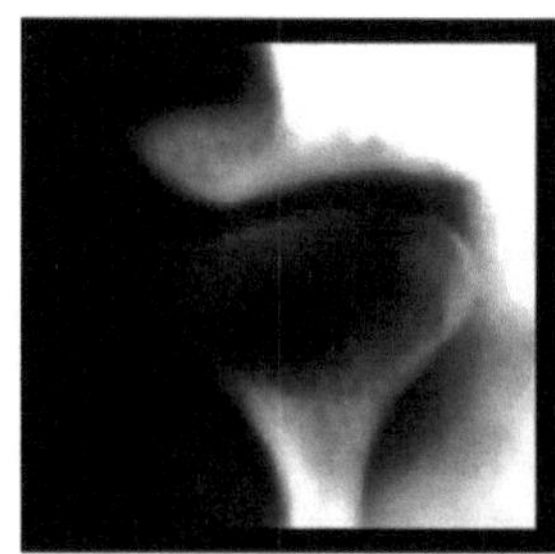

TOMOGRAFIA COMPUTORIZADA[1,3,4] : - -

1. TOMOGRAFIA COMPUTORIZADA; CAT [TOMOGRAFIA TRANSAXIAL COMPUTORIZADA];
2. TOMOGRAFIA DE RECONSTRUÇÃO COMPUTORIZADA.

INTRODUÇÃO: -[3,4]

A descoberta e o desenvolvimento da TC revolucionaram a imagiologia médica. A TC é uma técnica de imagiologia digital e metamática, que cria secções tomográficas em que a camada tomográfica não é contaminada por estruturas desfocadas da anatomia adjacente.

Os tomógrafos utilizam os raios X para produzir imagens seccionais, mas a película radiográfica é substituída por cristais de cintilação muito sensíveis. Ao contrário da tomografia convencional, em que a imagem de uma secção fina é criada desfocando a informação da região indesejada, a imagem de TC é construída matematicamente utilizando dados provenientes apenas da secção de interesse. Na radiografia e na tomografia convencionais, a absorção diferencial dos raios X que atravessam um objeto é registada em película, uma medida qualitativa que não pode refletir com precisão diferenças subtis no contraste do objeto. Por outro lado, a absorção diferencial para a TC é registada por detectores especiais, que são quantitativos e podem medir alterações subtis na atenuação dos raios X.

HISTÓRIA: -[1, 3]

O primeiro aparelho de TAC comercialmente viável foi inventado por *Godfrey Newbold Hounsfield* em Hayes, Inglaterra, nos Thorn EMI Central Research Laboratories, utilizando raios X. Hounsfield concebeu a sua ideia em 1967 e esta foi anunciada publicamente em 1972. Afirma-se que o aparelho de TAC foi "o maior legado" dos Beatles; os lucros maciços das vendas dos seus discos permitiram à EMI financiar a investigação científica. Allan McLeod Cormack, da Universidade de Tufts, inventou independentemente um processo semelhante e partilharam o Prémio Nobel da Medicina em 1979.

O protótipo original, de 1971, efectuou 160 leituras paralelas em 180 ângulos, cada uma com 1 ° de intervalo, demorando cada leitura pouco mais de cinco minutos. As imagens destas leituras demoravam 2,5 horas a ser processadas por técnicas de reconstrução algébrica num computador de grandes dimensões.

A primeira máquina de produção de TC de raios X (designada por EMI-Scanner) limitava-se a fazer secções tomográficas do cérebro, mas adquiria os dados de imagem em cerca de 4 minutos (digitalizando duas fatias adjacentes) e o tempo de computação (utilizando um minicomputador Data General Nova) era de cerca de 7 minutos por imagem. Este scanner exigia a utilização de um tanque de Perspex cheio de água com uma "tampa de cabeça" de borracha pré-formada na parte da frente, que envolvia a cabeça do doente. O tanque de água era utilizado para reduzir a gama dinâmica da radiação que chegava aos detectores (entre a varredura fora da cabeça e a varredura através do osso do crânio). As imagens tinham uma resolução relativamente baixa, sendo compostas por uma matriz de apenas 80 x 80 pixéis. O primeiro EMI-Scanner foi instalado no Atkinson Morley's Hospital em Wimbledon, Inglaterra, e o primeiro exame ao cérebro de um doente foi efectuado em 1972.

O primeiro sistema de TC que podia fazer imagens de qualquer parte do corpo e não necessitava do "tanque de água" foi o scanner ACTA concebido por Robert S. Ledley, DDS da Universidade de Georgetown.

Os desenvolvimentos mais recentes da TC desde meados da década de 80 fizeram com que a TC passasse de uma ferramenta radiológica, limitada a representações anatómicas, para uma ferramenta capaz de demonstrar informações fisiológicas e patológicas.

GERAÇÕES: -[3]

Desde a introdução do primeiro sistema clínico por Hounsfield, foram produzidas várias gerações de scanners, com configurações distintas de tubos-detectores e movimentos de varrimento.

First Generation

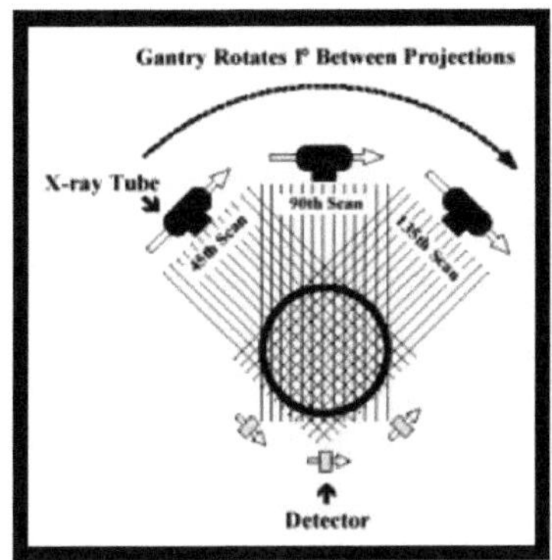

Second Generation

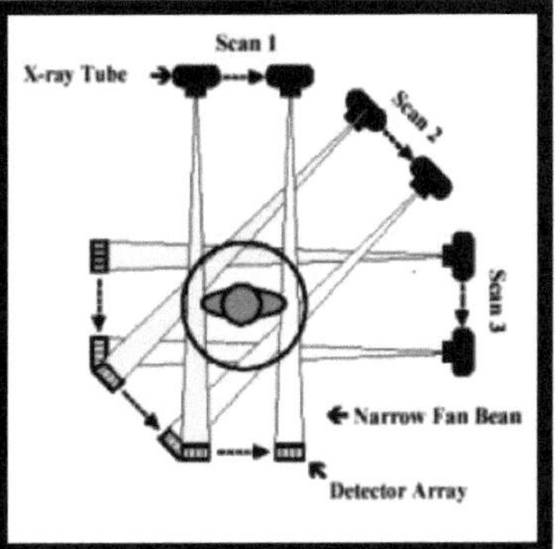

Third Generation

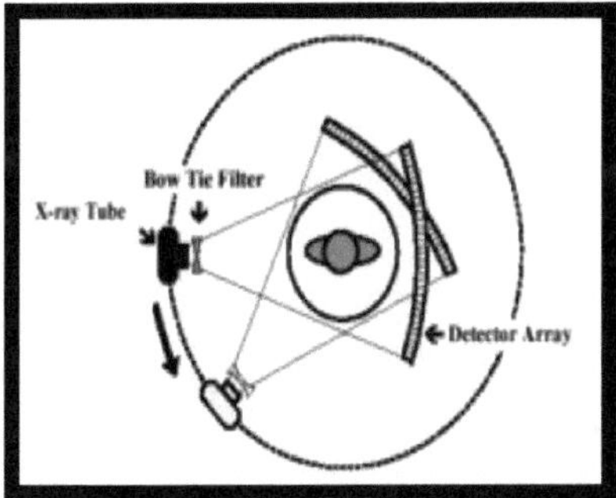

Fourth Generation

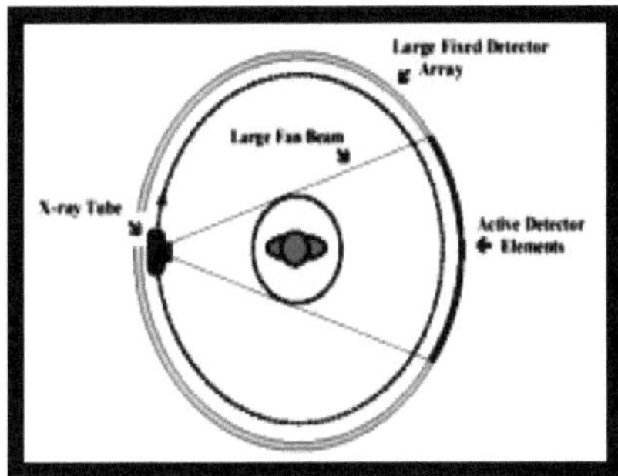

Gerações	Configurações	Detectores	Feixe	Tempo médio de varrimento
Primeiro	Traduzir Rodar	1~2	Lápis fino	2,5 minutos
Segundo	Traduzir Rodar	3~52	Ventilador estreito	10Seg
Terceiro	Rodar-Rotar	256~1000	Ventoinha larga	0,5Seg
Quarto	Rotação-Fixa	600~4800	Ventoinha larga	1Seg
Quinto	Feixe de electrões	1284	Feixe de electrões de grande amplitude	50mSeg

Embora numeradas sequencialmente, as concepções de 3ª e 4ª geração desenvolveram-se aproximadamente ao mesmo tempo. O conceito de TC de feixe de electrões, que alguns autores designaram por 5ª geração, surgiu mais tarde. Alguns autores descreveram até 7 gerações de concepções de TC. No entanto, apenas as gerações de 1 a 4 são amplamente e consistentemente reconhecidas.

Nos modelos de primeira e segunda geração, o feixe de raios X não era suficientemente largo para cobrir toda a largura da "fatia" de interesse. Era necessário um dispositivo mecânico para deslocar a fonte de raios X e o detetor horizontalmente ao longo do campo de visão. Após uma varredura, o conjunto fonte/detetor era rodado alguns graus e era efectuada outra varredura. Este processo seria repetido até que 360 graus (ou 180 graus) tivessem sido cobertos. O movimento complexo impôs um limite ao tempo mínimo de varrimento de cerca de 20 segundos por imagem.

Nos modelos de 3ª e 4ª geração, o feixe de raios X é capaz de cobrir todo o campo de visão do scanner. Isto evita a necessidade de qualquer movimento horizontal; uma "linha" inteira pode ser captada num instante. Este facto permitiu simplificar o movimento de rotação da fonte de raios X. Os modelos de terceira e quarta geração diferem na disposição dos detectores. Na terceira geração, o conjunto de detectores é tão largo como o feixe, pelo que tem de rodar à medida que a fonte roda. Na quarta geração, é utilizado um anel inteiro de detectores fixos.

A conceção de terceira geração é prejudicada pelo facto de ser altamente sensível ao desempenho do detetor. Devido à relação fixa de um detetor com uma parte específica do feixe, qualquer erro de calibração ou mau funcionamento de um detetor individual aparecerá como um anel na imagem final reconstruída. medida que os detectores se deslocavam e eram expostos a tensões físicas, a perda de calibração e os subsequentes "artefactos em anel" eram comuns. A quarta geração, com os seus detectores fixos, beneficiou não só de uma maior fiabilidade dos detectores, mas também do facto de os detectores poderem ser calibrados automaticamente à medida que o feixe de raios X se aproximava e de a diferente geometria de reconstrução significar que uma avaria conduziria apenas a uma perda subtil do contraste da imagem (embaciamento) e não a um anel visível.

A resolução do problema da estabilidade dos detectores levou os modelos de terceira geração a ocuparem a posição dominante nos modelos actuais. As concepções da 4.ª geração tinham um custo muito elevado (devido ao grande número de detectores) e uma suscetibilidade muito elevada a "artefactos de traços" (devido à dispersão de compton). Todos os actuais aparelhos de TAC são da 3ª geração.

PRINCÍPIO BÁSICO[3] : -

O conceito fundamental da TC é que as estruturas internas de um objeto podem ser reconstruídas a partir de múltiplas projecções do objeto

Fig. 7 DISPOSIÇÃO DA FONTE DE RAIOS X E DOS DETECTORES DA MÁQUINA DE TAC

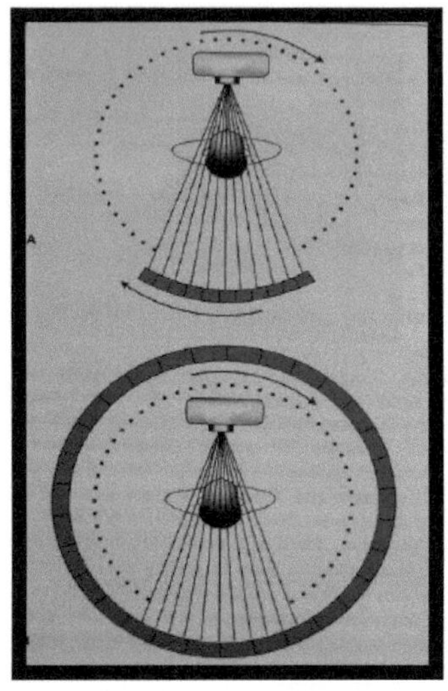

Fig.8 MÁQUINA DE TAC

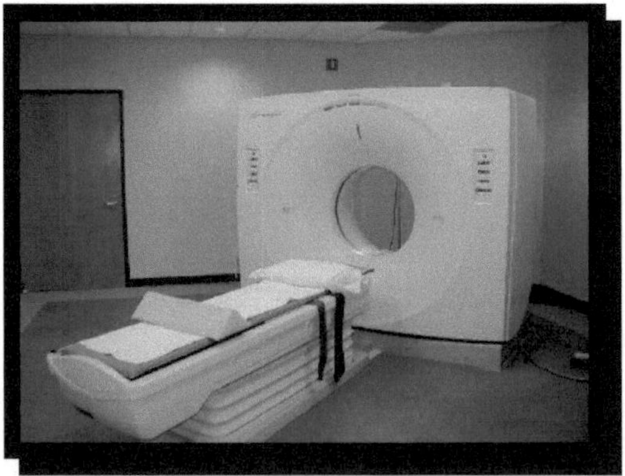

EQUIPAMENTOS[3,4] : -

O pórtico de raios X: -

O tubo de raios X: ânodo fixo e ânodo rotativo

Detectores de radiação: -

Cristais de cintilação ou contadores de gás

Os componentes auxiliares[3] : -

Para permitir o movimento necessário dos equipamentos acima referidos durante o exame. Os primeiros scanners de TC [1980] tinham estruturas rotativas e cabos de sistema em movimento. Esta conceção estava limitada aos métodos de varrimento em degrau e em fuligem. No entanto, atualmente, são utilizados mecanismos deslizantes para a rotação contínua da estrutura de varrimento em exames de TC em espiral ou helicoidais, eliminando a necessidade de enrolar os cabos do sistema.

O sistema informático: -

Os dados recolhidos pelos detectores de radiação na gantry de raios X são utilizados para a reconstrução da secção tomográfica.

Todos os sistemas de TC utilizam um processo semelhante de 3 passos para gerar uma imagem de TC[3]

1. Digitalização ou aquisição de dados
2. Reconstrução
3. Ecrã

JANELA

O janelamento é o processo de utilização das unidades Hounsfield calculadas para criar uma imagem. As várias amplitudes de radiodensidade são mapeadas para 256 tons de cinzento. Estes tons de cinzento podem ser distribuídos por uma vasta gama de valores de HU para obter uma visão geral das estruturas que atenuam o feixe em graus muito variáveis. Alternativamente, esses tons de cinza podem ser distribuídos em uma faixa estreita de valores de HU (chamada de "janela estreita") centrada no valor médio de HU de uma estrutura específica a ser avaliada. Desta forma, podem ser discernidas variações subtis na composição interna da estrutura. Esta é uma técnica de processamento de imagem comummente utilizada, conhecida como compressão de contraste. Por exemplo, para avaliar o abdómen de forma a encontrar massas subtis no fígado, podem ser utilizadas janelas de fígado. Escolhendo 70 HU como valor médio de HU para o fígado, os tons de cinzento podem ser distribuídos por uma janela ou intervalo estreito. Poder-se-ia utilizar 170 UH como janela estreita, com 85 UH acima do valor médio de 70 UH e 85 UH abaixo. Assim, a janela do fígado estender-se-ia de -15 HU a +155 HU. Todos os tons de cinzento da imagem estariam distribuídos neste intervalo de valores Hounsfield. Qualquer valor de HU abaixo de -15 seria preto puro, e qualquer valor de HU acima de 155 HU seria branco puro neste exemplo. Utilizando esta mesma lógica, as janelas de osso utilizariam uma "janela ampla" (para avaliar tudo, desde o osso medular com gordura que contém a medula óssea, até ao osso cortical denso), e o centro ou nível seria um valor na ordem das centenas de unidades Hounsfield. O processamento demorará provavelmente entre cinco minutos e uma hora.

NÚMERO DE PIXEL, VOXEL E CT OU UNIDADE HOUNSFIELD: -

A imagem de TC é uma imagem digital, reconstruída por computador, que manipula matematicamente os dados de transmissão obtidos a partir de múltiplas projecções. Por exemplo, se for feita uma projeção a cada um terço de um grau, resultam 1080 projecções durante a rotação de 360^0 do scanner em torno do doente. Os dados derivados destas 1080 projecções [1080 projecções constituem um exame] contêm toda a informação necessária para construir uma única imagem. A imagem de TC é registada e apresentada como uma matriz de blocos individuais denominados voxels [elemento de volume]. Cada quadrado da matriz da imagem é um pixel. Enquanto o tamanho do pixel (cerca de 0,1 mm) é determinado em parte pelo computador utilizado para construir a imagem, o comprimento do voxel (cerca de 1 a 20 mm) é determinado pelo feixe de raios X, que por sua vez é controlado pelos colimadores pré-paciente e pós-paciente. O comprimento do voxel é análogo à camada tomográfica na tomografia por película. Para a visualização da imagem, é atribuído a cada pixel um número CT que representa a densidade. Este número é proporcional ao grau em que o material no interior do voxel atenuou o feixe de raios X. Representa a caraterística de absorção ou o coeficiente de atenuação linear desse volume específico de tecido no doente. Os números de CT, também conhecidos como unidades Hounsfield (nomeados em honra do inventor Godfrey Hounsfield), podem variar entre -1000 e 1000, constituindo cada um deles um nível diferente de densidade ótica. Esta escala de densidades relativas baseia-se no ar [-1000], na água [0] e no osso denso [+1000].

Tecido[6]	Número CT [H][6]
Ar	-1000
Gordura	-100 a -60
Água	0
Tecidos moles	40 a 60
Sangue	55 a 75
Osso Trabecular	300-500
Osso cortical	600-1000

TIPOS DE TOMOGRAFIA COMPUTORIZADA[1,3,4]

- Rotina
- Helicoidal ou espiral
- TC multi-slice
- TC de feixe de electrões
- TC de fonte dupla
- TAC 3D
- TC de feixe cónico
- TACT [Abertura sintonizada CT]
- Ortho CT [Ortho Cubic Super High Resolution CT]

- Imagiologia Dentascan

Fig.9 TC HÉLICO OU ESPIRAL

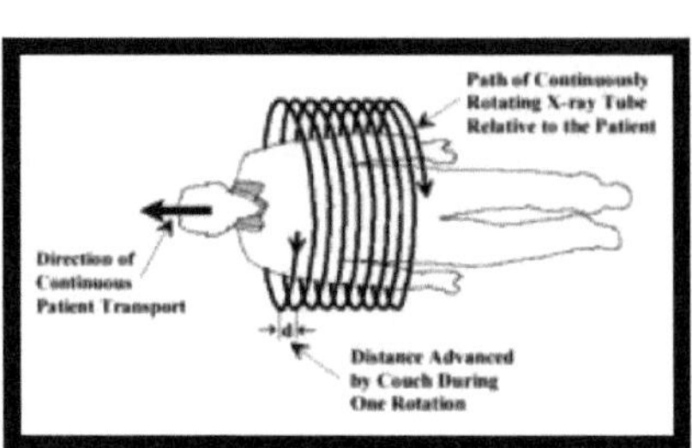

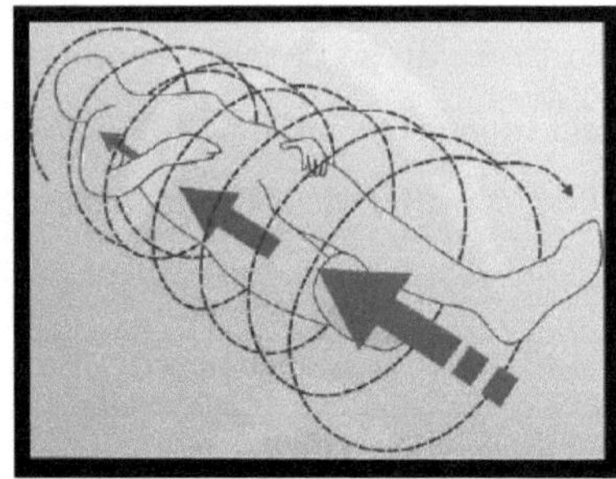

Fig.10 MÁQUINA DE CBCT E IMAGENS DE CBCT

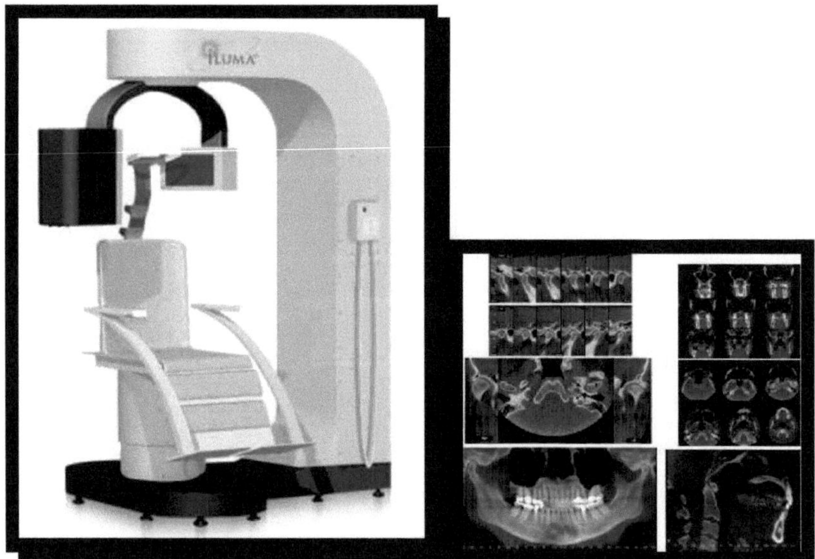

Fig.11 DENTA SCAN IMAGES

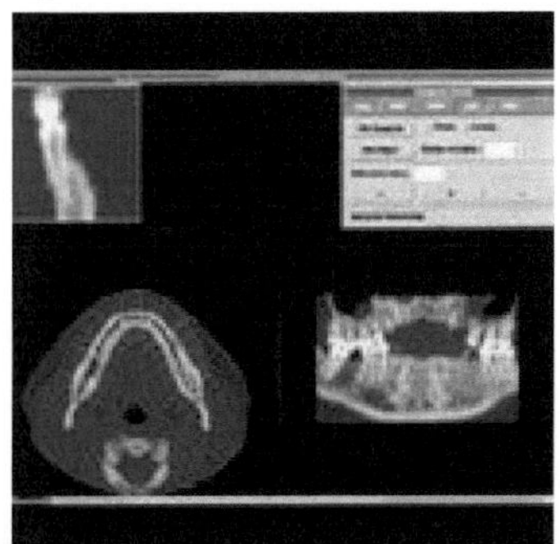

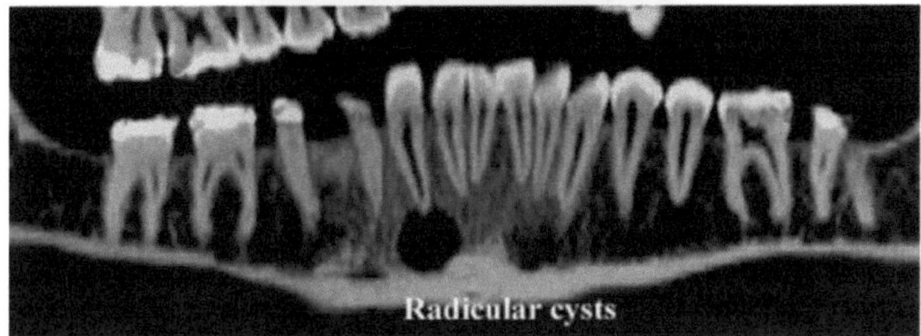

Fig.12 Imagem de TAC 3D

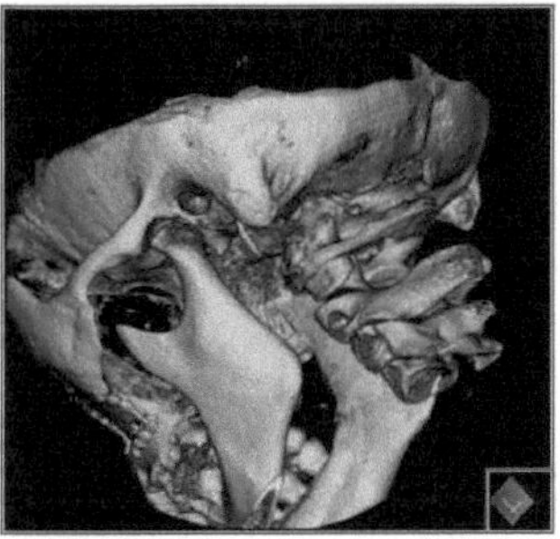

Θ CT HELICOIDAL OU EM ESPIRAL: -

A tomografia computorizada pode ser efectuada de forma helicoidal ou espiral sem perda de dados, ao contrário da técnica mais antiga de "step and shoot" (passo e disparo), em que o doente era examinado e depois a mesa movia-se e o doente era novamente examinado. Estes aparelhos de TAC têm uma gantry que roda continuamente na mesma direção. Durante o exame, a aquisição de dados é combinada com o movimento contínuo do doente através da gantry. O trajeto dos raios X pode ser descrito como uma espiral ou hélice, daí o nome TAC helicoidal ou espiral. Estes scanners podem adquirir dados durante 20 a 60 segundos de cada vez, o que lhes permite digitalizar um volume bastante grande muito rapidamente. Isto é vantajoso por várias razões: 1) muitas vezes o doente pode suster a respiração durante todo o estudo, reduzindo os artefactos de movimento, 2) permite uma utilização mais optimizada do realce de contraste intravenoso e 3) o estudo é mais rápido do que a TC convencional equivalente, permitindo uma maior resolução no mesmo tempo de estudo. Os dados obtidos com a TC em espiral são frequentemente perfeitos para a obtenção de imagens 3D devido à ausência de erros de registo do movimento e ao aumento da resolução fora do plano. Os scanners capazes de efetuar TC em espiral são normalmente mais dispendiosos e, por isso, são menos as instituições que os possuem.

TC MULTI-SLICE: -

Os tomógrafos multislice são semelhantes em conceito aos tomógrafos helicoidais ou espirais, mas têm mais do que um anel detetor. Começou com dois anéis em meados dos anos noventa, com um modelo de 2 anéis de estado sólido projetado e construído pela Elscint (Haifa) chamado CT TWIN, com rotação de um segundo (1993: Foi seguido por outros fabricantes. Mais tarde, foram apresentados anéis de 4, 8, 16, 32, 40 e 64 detectores, com velocidades de rotação crescentes. Os modelos actuais (2007) têm até 3 rotações por segundo e uma resolução de voxels de 0,33 mm x 0,33 mm x 0,33 mm, tornando possível o estudo do coração e das artérias coronárias com um detalhe impressionante.

A potência dos computadores permite aumentar as capacidades de pós-processamento nas estações de trabalho. A supressão óssea, a renderização de volumes em tempo real, com uma visualização natural de órgãos e estruturas internas, e a reconstrução automatizada de volumes mudam realmente a forma como o diagnóstico é efectuado nos estudos de TC e estes modelos tornam-se verdadeiros scanners volumétricos. O conceito de tomografia axial está obsoleto. Até mesmo o conceito de tomografia, uma vez que não há necessidade real de tomogramas, pois as imagens de volume são a chave para o diagnóstico.

TOMOGRAFIA POR FEIXE DE ELECTRÕES: -

A mais recente incursão da tecnologia em TC é o scanner de tomografia por feixe de electrões (EBCT). Na EBCT, um feixe de electrões é dirigido electromagneticamente para uma série de ânodos de raios X de tungsténio que estão posicionados circularmente à volta do doente. Cada ânodo é atingido sucessivamente pelo feixe de electrões e emite raios X que são colimados e detectados como na TC convencional. A utilização de um feixe de electrões permite um exame muito rápido, uma vez que não existem peças móveis. Um único corte pode ser efectuado em 50 a 100 milissegundos. Este tempo de varrimento rápido permite o varrimento de um coração a bater. O EBT tem a capacidade de identificar o cálcio coronário. Atualmente, a EBT está a ser rapidamente substituída pela TCMD, a TC multidetectores, que não só tem a capacidade de identificar o cálcio coronário, como também tem a capacidade de identificar o estreitamento das coronárias quando o exame é realizado com contraste. Por conseguinte, a TCMD tem a capacidade não só de obter imagens do cálcio coronário, mas também de detetar a estenose coronária.

TC DE FONTE DUPLA

A Siemens apresentou na RSNA 2005 um modelo de TC com duplo tubo de raios X e dupla matriz de detectores de 64x canais, para aumentar a resolução temporal e permitir estudos cardíacos sem o uso de beta-bloqueadores e com frequências de frequência cardíaca livres. Também é possível obter imagens sistólicas de alta resolução. A utilização de duas unidades de raios X possibilita a utilização de imagens de dupla energia, com imagem subtractiva automática, permitindo a supressão direta do osso, muito útil quando se trata de imagens angiográficas do cérebro. É também possível a caraterização dos tecidos, permitindo uma melhor diferenciação tumoral.

3D-CT

[RECONSTRUÇÃO DE IMAGENS TRIDIMENSIONAIS (3D)].

O princípio: -

Uma vez que os tomógrafos actuais oferecem uma resolução isotrópica, ou quase isotrópica, a visualização das imagens não precisa de se restringir às imagens axiais convencionais. Em vez disso, é possível que um programa de software construa um volume "empilhando" os cortes individuais uns sobre os outros. O programa pode então apresentar o volume de uma forma alternativa.

Reconstrução multiplanar: -

A reconstrução multiplanar (MPR) é o método mais simples de reconstrução. Um volume é construído através do empilhamento dos cortes axiais. O software corta então cortes através do volume num plano diferente (normalmente ortogonal). Opcionalmente, pode ser utilizado um método de projeção especial, como a projeção de intensidade máxima (MIP) ou a projeção de intensidade mínima (mIP), para construir os cortes reconstruídos.

A MPR é frequentemente utilizada para examinar a coluna vertebral. As imagens axiais da coluna vertebral mostram apenas um corpo vertebral de cada vez e não podem mostrar de forma fiável os discos intervertebrais. Reformatando o volume, torna-se muito mais fácil visualizar a posição de um corpo vertebral em relação aos outros.

O software moderno permite a reconstrução em planos não ortogonais (oblíquos), de modo a que possa ser escolhido o plano ideal para visualizar uma estrutura anatómica. Isto pode ser particularmente útil para visualizar a estrutura dos brônquios, uma vez que estes não são ortogonais à direção do exame.

Para imagiologia vascular, pode ser efectuada a reconstrução de planos curvos. Isto permite que as curvas de um vaso sejam "endireitadas" de modo a que todo o comprimento possa ser visualizado numa só imagem ou numa pequena série de imagens. Depois de um vaso ter sido "endireitado" desta forma, podem ser efectuadas medições quantitativas do comprimento e da área da secção transversal, para que se possa planear uma cirurgia ou um tratamento de intervenção.

As reconstruções MIP realçam as áreas de elevada radiodensidade, pelo que são úteis para estudos angiográficos. As reconstruções MIP tendem a realçar os espaços aéreos, pelo que são úteis para avaliar a estrutura pulmonar.

Técnicas de renderização 3D

Renderização de superfícies

O operador escolhe um valor limite de radiodensidade (por exemplo, um nível que corresponda a osso). É definido um nível de limiar, utilizando algoritmos de processamento de imagem de deteção de bordos. A partir daí, pode ser construído e apresentado no ecrã um modelo tridimensional. Podem ser construídos vários modelos a partir de vários limiares diferentes, permitindo que cores diferentes representem cada componente anatómico, como osso, músculo e cartilagem. No entanto, a estrutura interior de cada elemento não é visível neste modo de funcionamento.

Renderização de volumes

A representação de superfícies é limitada, na medida em que só apresenta as superfícies que satisfazem um limiar de densidade e só apresenta a superfície que está mais próxima do observador imaginário. Na renderização de volumes, a transparência e as cores são utilizadas para permitir uma melhor representação do volume numa única imagem - por exemplo, os ossos da pélvis podem ser apresentados como semi-transparentes, de modo a que, mesmo num ângulo oblíquo, uma parte da imagem não oculte outra.

CAPÍTULO 7. RADIOGRAFIA DE FEIXE CÓNICO

Esta técnica foi desenvolvida recentemente [no ano de 2000][12] e é considerada mais eficiente e económica do que a tomografia convencional ou a TC para a radiografia oral.

Equipamento de raios X: -

A TC de feixe cónico [CBCT] utiliza um feixe de raios X redondo ou retangular em forma de cone[12] centrado num sensor de raios X bidimensional para efetuar um exame de 360^0 rotações em torno da cabeça do doente. Durante o exame, é adquirida uma série de 360 exposições ou projecções, uma de cada grau de rotação, que fornecem os dados digitais em bruto para a reconstrução do volume exposto através de um algoritmo informático.

Dependendo do equipamento, o tempo de varrimento varia entre 17 segundos e aproximadamente mais de um minuto; mais ou menos semelhante ao do OPG[12] . No entanto, a reconstrução da imagem demora cerca de 3 minutos e a distância entre as imagens é de 1 mm.

A reformatação multiplanar de uma reconstrução primária permite a obtenção de imagens tridimensionais e bidimensionais para qualquer plano selecionado. O poder de resolução visual deste sistema varia até cerca de 2-lp/mm [pares de linhas/mm], quatro vezes superior ao da TC. Utiliza um voxel ortocúbico de 0,125mm de tamanho.[12]

As imagens finais podem ser impressas numa escala de 1:1 com uma precisão geométrica de cerca de 2% ou menos. A TCFC é menos dispendiosa do que a TAC e, comparativamente, não requer serviços dispendiosos e trabalhosos. O brilho, o contraste e a ampliação da imagem podem ser facilmente modificados.[12]

Dose de radiação:[12]

A dose necessária para uma radiação efectiva é de apenas cerca de 10μSv, o que corresponde aproximadamente a 1 ou 2% da dose utilizada no exame de TC convencional.[12]

Utilizações[12]

1. É um método seguro para ajudar na técnica de punção do espaço articular superior, o que, por sua vez, evita complicações como danos no nervo facial, lesões nos vasos temporais superficiais, penetração na fossa craniana média ou alterações irreversíveis na própria ATM.

2. Facilitar o exame de partes mais pequenas da área maxilo-facial, tais como lesões periapicais, dentes supranumerários e ATM, etc.

Atualmente, estão disponíveis dois sistemas - o 3D Accuito e o New Tom Plus.

Θ ABERTURA SINTONIZADA CT [TACT] [14]

Weber et al introduziram-no em 1996. No passado, o detetor era colocado no interior da boca [denominado "TACT intra-oral"]. No entanto, foi desenvolvido um novo sistema TACT extra-oral para eliminar o desconforto do paciente.

Os componentes do sistema TACT

1. Gerador de raios X
2. Cassete de placas de imagiologia
3. Pasta de cassetes especialmente concebida.
4. Sensor CCD para TACT intra-oral
5. Referência fudicial [conta de chumbo com cerca de 1 mm de diâmetro]

Utilizações[14] : -

Para exame de cáries, fracturas, dentes impactados, exame pré-implantação, etc.

Diferenças entre TACT intra-oral e TACT extra-oral.

TACT intra-oral	TACT extra-oral
1. O sensor CCD deve ser posicionado intra-oralmente o mais próximo possível do	1. Isto requer que a placa de imagiologia extra-oral na cassete seja posicionada o mais

aspeto lingual. Isto causará desconforto ao paciente.	próximo possível do aspeto bucal. Assim, o desconforto do doente é mínimo.
2. É necessária a esterilização do sensor e do marcador de chumbo	2. É necessário esterilizar o marcador de chumbo, mas não é necessário esterilizar a placa de imagiologia.
3. É fixada uma pérola de chumbo no córtex facial da mandíbula	3. É fixada uma pérola de chumbo no córtex lingual da mandíbula
4. A dose é inferior à extra-oral	4. A dose é superior à intra-oral
5. O poder de resolução situa-se entre 2,5-5,0 lp/mm	5. O poder de resolução é de 2,5 lp/mm
6. A visibilidade do espaço periodontal é significativamente melhor do que a do TACT extra-oral	6. A visibilidade do espaço periodontal é inferior à do TACT intra-oral
A espessura do corte para ambos é de 0,9 mm.	

Vantagens[14] : -

Dosagem de radiação mais baixa.

Desvantagens[14] : -

O desconforto do doente é maior do que durante a radiografia convencional, uma vez que a aquisição da imagem demora muito mais tempo, o que pode levar a uma maior possibilidade de o doente se mover.

Θ ORTHO-CT [ORTHOCUBIC SUPER HIGH RESOLUTION CT] [13]

Introdução:

O exame preciso das regiões orais e maxilofaciais através da radiografia convencional é muitas vezes difícil devido às estruturas anatómicas tridimensionais complexas destas regiões. Assim, a RM e a TC são amplamente utilizadas para o diagnóstico por imagem tridimensional. No entanto, como estes métodos foram desenvolvidos principalmente para o diagnóstico de doenças que envolvem uma parte maior do corpo humano, as alterações minúsculas de pequenas lesões encontradas nas doenças dentárias são frequentemente ignoradas por estes métodos, que têm uma resolução insuficiente. Por conseguinte, estas técnicas nem sempre são eficazes. Estes métodos são também desfavoráveis devido ao facto de a unidade ser grande, a dose de radiação para o paciente ser elevada para a TC convencional de raios X e o custo ser proibitivo.

Por conseguinte, para resolver estes problemas, a TC ortocúbica de super alta resolução para doenças dentárias foi introduzida em 1997 no departamento de Radiologia da Faculdade de Medicina Dentária da Universidade NIHON.

Aparelho e método: -[13]

Uma unidade tomográfica multifuncional dentária está equipada com um pequeno intensificador de imagem, na parte da unidade que contém a película. O tempo de exposição é de 17 segundos, o tempo de reconstrução da imagem tridimensional é de cerca de 10 minutos e demora cerca de 30 minutos até que o registo na base de dados esteja concluído e as imagens sejam impressas.[13]

A gama de reconstrução tem a forma de um cilindro, com altura de 32mm e largura ou diâmetro de cerca de 38mm. A unidade mínima que constitui uma imagem [Voxel], é um cubo com uma medida de lado de 0,136mm.

As imagens seccionais podem ser obtidas em qualquer direção, em qualquer camada tomográfica e em qualquer intervalo, dentro do alcance do cilindro.[13]

Vantagens:[13]

1. Tamanho reduzido da unidade

2. Pode obter imagens tridimensionais de alta resolução [a resolução mínima da imagem é de cerca de 0,25 mm] em qualquer camada tomográfica com apenas uma exposição.

3. A dose de radiação é muito inferior [1/30th da dose da TC convencional] em comparação com a TC convencional, por exemplo, a dose efectiva no exame do seio

maxilar é de aproximadamente 8,5 µSv/exame por orto-CT, enquanto que é de 270 µSv/exame por TC convencional.[13]

4. O tempo de exposição é de apenas 17 segundos, o que torna o posicionamento do paciente comparativamente mais fácil e minimiza o erro de movimento do paciente.

Utilizações: -[13]

1. Identificação da extensão das lesões e da linha de fratura
2. Identificação da condição do dente impactado e da sua relação com o seio maxilar, o canal mandibular e os dentes adjacentes.
3. Avaliação pré-cirúrgica para implantes dentários.

Θ IMAGIOLOGIA DENTÁRIA[4]

Introdução: - O DentaScan, um programa de software de tomografia computorizada dentária, é uma extensão da tecnologia de TC. Fornece reformação programada, organização e visualização do estudo de imagiologia.

História: - Desenvolvido pela Columbia Scintific Company, na década de 1980, para auxiliar os cirurgiões oromaxilofaciais no planeamento da implantação de endósseos,

Vantagens: - Muito simples, indolor, não requer preparação e pode ser facilmente efectuado numa questão de minutos. O DentaScan reformata as tomografias axiais padrão em 2 vistas únicas: panelíptica [tangencial/panorâmica][4] e parassagital.

A reformatação das imagens permite uma inspeção minuciosa dos córtices bucal e lingual e melhora a especificidade e a sensibilidade em relação às imagens de TC normais. A análise estatística revelou uma sensibilidade de 95%, uma especificidade de 79%, um valor preditivo positivo de 87% e um valor preditivo negativo de 92%. Esta técnica, no caso de doenças como a malignidade, permite obter uma extensão exacta da lesão, pelo que se pode evitar a ressecção desnecessária de uma margem oncológica sólida, melhorando assim a qualidade de vida após a cirurgia. No entanto, apesar das suas imperfeições, o DentaScan fornece um mapa anatómico detalhado da mandíbula e é, por isso, útil no planeamento da extensão da cirurgia, mesmo quando a erosão cortical é equívoca.

Desvantagem: - Uma das desvantagens do DentaScan é a dificuldade em resolver a diferença entre irregularidades corticais e verdadeira invasão tumoral. Áreas altamente curvas, como a parassínfise, são um pouco mais difíceis de avaliar, utilizando esta técnica. As limitações do Denta-Scan são o facto de a imagem poder não ser do tamanho real e necessitar de compensação para a ampliação, a gama limitada de escalas de cinzento de diagnóstico e a determinação da qualidade do osso necessitar de outros meios auxiliares.[4]

Utilizações: - O Dentascan é um método preciso de avaliação pré-operatória da invasão mandibular em doentes com CEC da cavidade oral. Também para avaliação de quistos, tumores e fracturas da mandíbula. É uma técnica muito útil em implantologia.

Θ UTILIZAÇÕES DIAGNÓSTICAS/INDICAÇÕES DA TOMOGRAFIA COMPUTORIZADA: -

1. Investigação de doenças intracranianas e orofaciais, incluindo tumores, quistos, hemorragias ou enfartes.

2. Investigação de suspeita de lesão intracraniana e da espinal medula após traumatismo da cabeça e do pescoço.

3. Avaliação de fracturas profundas

4. Estadiamento de tumores - Avaliação do local, tamanho e extensão dos tumores benignos e malignos que afectam a região oro-facial.

5. Investigações das doenças da ATM e das glândulas salivares.

6. Avaliação pré-operatória da altura e espessura do osso alvelar antes da colocação de implantes dentários.

VANTAGENS: -

1. 100 vezes mais sensível do que o sistema de raios X convencional

2. Técnica não invasiva

3. A TC elimina completamente a sobreposição de imagens de estruturas fora da área de interesse.

4. Devido à resolução de alto contraste inerente à TC, é possível distinguir diferenças entre tecidos que diferem na densidade física em menos de 1%: na radiogarfia convencional é necessária uma diferença de 10% na densidade física para distinguir os tecidos.

5. Os dados de um único procedimento de imagiologia por TC, que consiste em múltiplos exames contíguos ou num exame helicoidal, podem ser visualizados como imagens nos planos axial, coronal ou sagital, dependendo da tarefa de diagnóstico. Isto é referido como imagem reformatada multiplanar.

6. Tem a capacidade de detetar diferenças mínimas nas alterações dos tecidos

7. Fornece informações quantitativas altamente precisas sobre o tecido fotografado.

DESVANTAGENS: -

1. Exposição à radiação3: A TC é considerada uma técnica de diagnóstico de radiação moderada a elevada.

2. A imagiologia dos tecidos moles não é boa

3. Caro

4. Apenas as alterações morfológicas podem ser detectadas, enquanto a avaliação fisiológica é difícil.

5. Pode ocorrer uma reação adversa ao agente de contraste na TC com contraste.

DOSES TÍPICAS DE EXAME: -

Exame	Dose efectiva típica (mSv)
Radiografia do tórax	0.02
TAC à cabeça	2
TC do tórax	5.8

CAPÍTULO 8. ESTEREOSCOPIA

Não se trata de uma técnica nova. Foi introduzida em 1898 por *J. Mackenzie Davidson,* apenas 3 anos após a descoberta dos raios X por Roentgen. Durante os 30-40 anos seguintes, a sua popularidade cresceu entre os radiologistas devido ao seu valor educativo; a compreensão da anatomia normal é simplificada com imagens estereoscópicas. A estereoscopia também foi amplamente utilizada para determinar a localização de pequenas calcificações intracranianas e de múltiplos corpos estranhos em secções densas e espessas do corpo, casos em que a interpretação de imagens produzidas em ângulos rectos poderia ser difícil, e para avaliar a relação das margens de fracturas ósseas. Apesar destas vantagens, a estereoscopia caiu em desuso por várias razões, entre as quais a introdução de técnicas de imagem mais sofisticadas e menos morosas e, na década de 1930, uma maior consciencialização dos possíveis efeitos biológicos adversos dos raios X. Uma imagem estereoscópica requer a exposição de duas películas, uma para cada olho, e, por conseguinte, fornece o dobro da quantidade de radiação ao doente. Entre as exposições, o doente é mantido na sua posição, o filme é mudado e o tubo é deslocado da posição do olho direito para a posição do olho esquerdo. Embora a magnitude do deslocamento do tubo seja empírica, deve ser suficiente para formar imagens ligeiramente diferentes ou discrepantes. Um deslocamento do tubo igual a 10% da distância foco-filme foi considerado como produzindo resultados satisfatórios. Após o processamento, os filmes são normalmente visualizados com um estereoscópio que utiliza espelhos ou prismas para coordenar a acomodação e a convergência dos olhos do observador, de modo a que o cérebro possa fundir as duas imagens.

A estereoscopia tem atualmente um interesse renovado na avaliação de bolsas ósseas em pacientes com doença periodontal, na determinação da configuração radicular de dentes que necessitam de terapia endodôntica, na avaliação da relação do canal mandibular com as raízes de terceiros molares mandibulares não irrompidos e na avaliação da forma do osso quando se considera a colocação de implantes dentários.

SCANOGRAFIA

Trata-se de uma técnica que utiliza um feixe de radiação estreitamente colimado, em forma de leque, para digitalizar uma área de interesse, projectando sequencialmente dados de imagem relativos a esta área numa película em movimento, à semelhança da radiografia panorâmica. Em comparação com as imagens produzidas por radiografia padrão utilizando colimação redonda ou retangular, o scanograma demonstra um maior contraste com a perceção de maiores detalhes. O contraste da imagem é maior na escanografia porque a colimação do feixe de raios X reduz a quantidade de radiação dispersa na película durante a exposição. Por conseguinte, a principal vantagem da escanografia em relação à radiografia de transmissão normal é a qualidade da imagem.

O Soredex Scanora [Soredex Inc. Marietta, Ga.] é uma unidade de raios X disponível no mercado, capaz de efetuar uma radiografia rotacional e linear. Na digitalização rotacional, o feixe de radiação gira em torno de um eixo fixo que é pré-determinado com base na área a ser fotografada. A sequência de formação de imagens utilizada por esta unidade resulta na produção de dois ou quatro escanogramas, cada um efectuado com o tubo de raios X numa posição diferente; assim, são produzidas várias imagens, duas das quais podem ser visualizadas como pares estereoscópicos. Verificou-se que a scanografia rotacional é tão eficaz como as películas periapicais intra-orais na avaliação da doença periodontal e na deteção de lesões periapicais. A digitalização linear pode ser considerada como uma radiografia panorâmica que foi "endireitada". O sistema Scanora é capaz de efetuar o varrimento linear póstero-anterior e lateral do complexo maxilofacial. Embora estas vistas não sejam produzidas estereoscopicamente, têm a vantagem de um contraste de imagem ótimo.

CAPÍTULO 9. MEDICINA NUCLEAR

"A medicina nuclear é o ramo da medicina que se ocupa do diagnóstico iminente baseado na deteção de concentrações mínimas de substâncias farmacológicas marcadas com isótopos radioactivos, conhecidos como radiofármacos".[20]

As doenças humanas podem surgir sem alterações anatómicas específicas. As alterações observadas podem ser simplesmente efeitos posteriores de um processo bioquímico que não é detectado até ao aparecimento de sintomas físicos. A imagiologia por radionuclídeos (ou imagiologia funcional) constitui o único meio de avaliar as alterações fisiológicas que resultam diretamente de alterações bioquímicas.

A imagiologia com radioisótopos utiliza compostos radioactivos que têm uma afinidade por determinados tecidos, os chamados tecidos-alvo. Estes compostos radioactivos são injectados no doente, concentrados no tecido-alvo e as suas emissões de radiação são depois detectadas e visualizadas, normalmente com recurso a uma câmara gama. Esta investigação permite examinar a função e/ou a estrutura do tecido-alvo em condições estáticas e dinâmicas

Θ INDICAÇÕES: -

Investigação das funções das glândulas salivares

Avaliação do estadiamento tumoral dos locais e da extensão das metástases ósseas

Avaliação de enxertos ósseos.

Avaliação do crescimento contínuo na hiperplasia condilar.

Investigação da glândula tiroide

Exames cerebrais e avaliação da rutura da barreira hemato-encefálica.

Os procedimentos de medicina nuclear são semelhantes aos da radiologia de diagnóstico convencional, na medida em que é utilizada uma radiação ionizante (raios X com energias de 20 a 510 kilo electrões-volt) para gerar uma imagem e é produzida uma película semelhante a uma radiografia.

NO ENTANTO, EXISTEM DIFERENÇAS IMPORTANTES: -

O paciente, e não a máquina, é a fonte de radiação.

O instrumento de deteção é diferente

A sensibilidade dos procedimentos de medicina nuclear é muito grande.

As especificidades dos procedimentos de medicina nuclear são muito baixas.

A medicina por radionuclídeos baseia-se no método dos radiotraçadores, que parte do princípio de que os átomos ou moléculas radioactivos num organismo se comportam de forma idêntica à das suas contrapartes estáveis, uma vez que são quimicamente indistinguíveis. Os radiotraçadores permitem medir a função dos tecidos in vivo e fornecem um marcador precoce de doença através de medições de alterações bioquímicas. Os marcadores marcados com radionuclídeos são utilizados em quantidades muito inferiores às que são letais para as células. EQUIPAMENTOS: -[1,4]

A utilização de marcadores para diagnóstico por imagem tornou-se possível com o desenvolvimento, primeiro, do scanner retilíneo e, mais tarde, da câmara de cintilação gama ou de Anger. Estes dois instrumentos registam a emissão gama de doentes injectados com traçadores adequados. As câmaras são constituídas por um cristal de cintilação [cristais de iodeto de sódio][1,4,20] que tem a capacidade de fluorescer ao interagir com os raios gama. Este flash de luz [ou fluorescência] é detectado por um tubo fotomultiplicador, que amplia e amplifica o sinal. O sinal amplificado é digitalizado e, em última análise, utilizado para produzir uma imagem através de um algoritmo informático. A utilização de cristais de cintilação para a aquisição de dados para a formação de imagens levou a que esta técnica fosse designada por cintigrafia.

OS DIFERENTES MARCADORES DE RADIONUCLÍDEOS UTILIZADOS SÃO: -[1,4,19,20]

1. Pertecnetato de tecnécio (99m Tc-pertecnetato) - glândula salivar, tiroide, osso,

sangue, fígado, pulmão e coração.

Em 1971, foi introduzido no mercado o complexo de tecnécio 99m com fosfatos nas suas diferentes formas químicas. Tornou-se assim um radiofármaco útil em estudos metabólicos do osso. A concentração de radiofármacos no osso depende do fluxo sanguíneo local, da permeabilidade vascular, da ação enzimática, da quantidade de conteúdo mineral do osso e do colédoco imaturo. O tecnitium 99m MDP [metileno difosfonato] injetado separa-se em componentes de tecnitium e MDP no osso. O tecnítio é absorvido pelos osteóides recém-formados, enquanto o MDP é absorvido pelos minerais em formação. [19,20]

A marcação do difosfonato com o radioisótopo Tc99m MDP permite a visualização da sua deposição e localização com a utilização de uma câmara gama.[19,20]

2. Iodo (131 I) - Tiroide
3. Tumores de gálio (67 Ga) e inflamação
4. Selénio (74Se) -
5. Krypton (81 Kr) - Pulmão

BONE SCAN[4] : Ao contrário de uma radiografia, uma cintilografia óssea não fornece informações sobre a morfologia de uma lesão, quer internamente quer em áreas de osso adjacentes à lesão. No entanto, a cintilografia demonstra áreas de metabolismo ósseo alterado dentro e à volta da lesão, permitindo assim uma avaliação razoavelmente exacta do crescimento de uma lesão e da extensão dos seus limites. A cintigrafia óssea também permite visualizar todo o esqueleto sem qualquer carga de radiação adicional para o doente. Os achados positivos conduzem normalmente à realização de radiografias convencionais das áreas suspeitas, permitindo o estudo morfológico das regiões com metabolismo alterado.

ESCANEIO DAS GLÂNDULAS SALIVARES[4] : - Existe uma diferença substancial entre o escaneamento das glândulas salivares e a sialografia contrastada, a técnica radiográfica convencional mais frequentemente utilizada para examinar as glândulas salivares principais. Um sialograma é essencialmente um estudo anatómico que utiliza técnicas de radiografia convencional com contraste que se complementam significativamente e, quando utilizadas em conjunto, fornecem informações mais completas sobre as glândulas salivares do que qualquer uma das técnicas utilizadas isoladamente. Quando utilizadas em conjunto, o exame deve ser efectuado em primeiro lugar, uma vez que a sialografia provoca uma ligeira inflamação difusa da glândula, o que pode causar um aumento da captação de 99m TcO_4^{-} , conduzindo a resultados de exame espúrios.

SINTIGRAFIA LINFANÓIDE[62] : - Foi relatada pela primeira vez por Sherman e Ter-Pogssian e Sage et al utilizando o ouro radioativo (Au-198). A deteção precoce e o controlo completo das metástases nos gânglios linfáticos são os factores mais importantes que afectam o prognóstico dos tumores malignos. Atualmente, o tecnécio 99m-rénio (Tc-99m-Re) e o tecnécio 99m-albumina sérica humana dietilenotramina-ácido pentaacético (Tc-99m-HSA-D) são amplamente utilizados na linfocintigrafia. Os critérios para a linfocintigrafia metástica baseiam-se no facto de os gânglios linfáticos normais poderem captar o Tc99m-Re ou o Tc99m-HSA-D, mas os gânglios linfáticos metásticos diminuírem a captação ou não conseguirem captar o medicamento.[62]

VANTAGENS:

1. A função do tecido alvo é investigada.

2. Todos os tecidos-alvo semelhantes podem ser examinados durante um exame, por exemplo, todo o esqueleto pode ser visualizado durante um exame ósseo.

3. Está disponível a análise informática e o melhoramento dos resultados.

4. A deteção precoce de anomalias, por exemplo, as radiografias só mostram qualquer alteração óssea após 40-50% de descalcificação, enquanto que um aumento da taxa de remodelação óssea de cerca de 5% é suficiente para causar uma hiperconcentração dos

compostos radioactivos nestas áreas. Esta concentração pode ser 3 vezes superior à observada no osso normal adjacente, facilitando muito a identificação do composto radioativo.20

DESVANTAGENS:

1. A resolução da imagem é fraca - frequentemente apenas se obtém informação mínima sobre a anatomia do tecido alvo.

2. A dose de radiação para todo o corpo pode ser relativamente elevada

3. As imagens não são normalmente específicas de uma doença.

4. Algumas investigações demoram várias horas.

5. As instalações não estão amplamente disponíveis.

6. A avaliação do doente pós-irradiado dá por vezes uma imagem variada no exame, devido à alteração do metabolismo ósseo.20

Fig.13 IMAGEM DE RADIONUCLIDE

[O aumento da absorção do isótopo na região da maxila e da mandíbula é indicativo de uma resposta inflamatória]

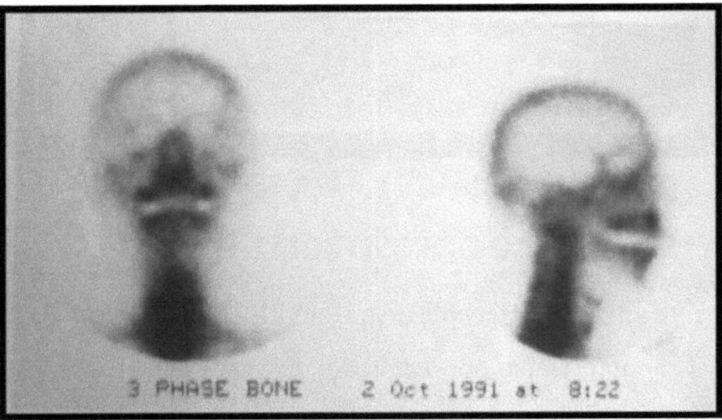

SPECT

[TOMOGRAFIA COMPUTORIZADA DE EMISSÃO DE FOTÃO ÚNICO].

Uma câmara de Anger estacionária ou um scanner retilíneo é capaz de produzir uma imagem plana de uma área ou órgão em questão. A utilização de uma câmara Anger com capacidade para rodar 360^0 em torno do doente ou de detectores anulares especializados torna possível a tomografia computorizada de emissão de fotões únicos SPECT. Nesta técnica, vários detectores ou um único detetor móvel permitem a aquisição de dados de vários cortes transaxiais contíguos, à semelhança da TC por raios X. Estes dados podem ser utilizados para construir imagens multiplanares da área de estudo.

Fig 14 MÁQUINA DE ESPECTRO

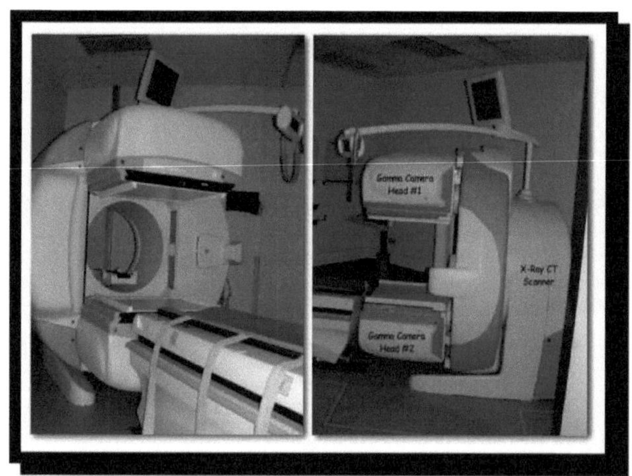

❖ PET

[TOMOGRAFIA POR EMISSÃO DE POSITRÕES].

Um desenvolvimento ainda mais recente do que a SPECT no domínio da medicina nuclear é a Tomografia Computorizada por Emissão de Positrões [PET]. A PET tem uma sensibilidade quase 100 vezes superior à de uma câmara gama. Baseia-se em radionuclídeos emissores de positrões gerados num ciclotrão. Após a injeção do radionuclídeo no doente, o isótopo presente nos tecidos do corpo emite um positrão. Este positrão interage então com um eletrão livre e ocorre a aniquilação mútua, resultando na produção de dois fotões de 551keV emitidos a 180^0 um do outro. Quando detectores opostos acoplados eletronicamente identificam simultaneamente este par de fotões gama, sabe-se que o evento de aniquilação ocorreu ao longo da linha que une os dois detectores. Os dados brutos da PET consistem em várias destas linhas de coincidência, que são reconhecidas em projecções que identificam onde a atividade está concentrada no doente. A utilidade da PET baseia-se não só na sua sensibilidade, mas também no facto de os radionuclídeos mais utilizados (11C, 13N, 15O, 18F) serem isótopos de elementos que ocorrem naturalmente em moléculas orgânicas. Embora o flúor não se enquadre tecnicamente nesta categoria, é um substituto químico do hidrogénio.

A PET scan é um exame de diagnóstico que envolve a aquisição de imagens fisiológicas com base na deteção de radiação proveniente da emissão de positrões. Os positrões são pequenas partículas emitidas por uma substância radioactiva administrada ao doente. As imagens subsequentes do corpo humano desenvolvidas com esta técnica são utilizadas para avaliar uma variedade de doenças.

Θ Os marcadores marcados com radionuclídeos utilizados na PET são: -
18F-Flurodeoxi-Glucose [FDG] [18]

Θ Utilizações do PET: -
Muito útil no tratamento de doentes com cancro da cabeça e do pescoço,

Útil para a deteção de doenças malignas secundárias, metástases à distância e deteção de recidivas de cancro.

Θ Vantagens do PET: -
Uma vez que a PET permite o estudo da função do corpo, pode ajudar os médicos a detetar alterações nos processos bioquímicos que sugerem doença antes de as alterações anatómicas serem visíveis com outros exames imagiológicos, como a TC ou a RM.

Como a radioatividade tem uma vida muito curta, a exposição à radiação é baixa. A quantidade de substância é tão pequena que não afecta os processos normais do organismo.

Θ Limitações e desvantagens do PET: -

A substância radioactiva pode expor o feto a radiações em doentes grávidas ou nos bebés de mulheres que estejam a amamentar. O risco para o feto ou para o bebé deve ser considerado em relação à informação potencial obtida com o resultado do exame PET.

A PET pode dar resultados falsos se o equilíbrio químico de um doente não for normal. Especificamente, os resultados dos exames de doentes diabéticos ou de doentes que tenham comido nas horas anteriores ao exame podem ser afectados negativamente devido aos níveis de açúcar no sangue ou de insulina no sangue.

O processo inflamatório também acumula FDG, pelo que pode dar resultados falsos positivos.

Além disso, como a substância radioactiva se decompõe rapidamente e é eficaz durante um curto período de tempo, deve ser produzida num laboratório próximo do aparelho de PET. É importante chegar a horas à consulta e receber a substância radioactiva à hora marcada. A PET deve ser efectuada por um radiologista especializado em medicina nuclear e com uma vasta experiência em PET.

Dose de radiação e segurança: -

A PET não é invasiva, mas implica a exposição a radiação ionizante. No entanto, a dose total de radiação é pequena, normalmente cerca de 7 mSv. Esta dose pode ser comparada com 0,02 mSv para uma radiografia do tórax e até 8 mSv para uma TAC do tórax. Os doentes com crianças pequenas podem ser aconselhados a limitar a proximidade com elas durante várias horas após a realização do exame.

CAPÍTULO 10. RMN

[IMAGEM POR RESSONÂNCIA MAGNÉTICA].

Fig. 15 MÁQUINA DE MRI

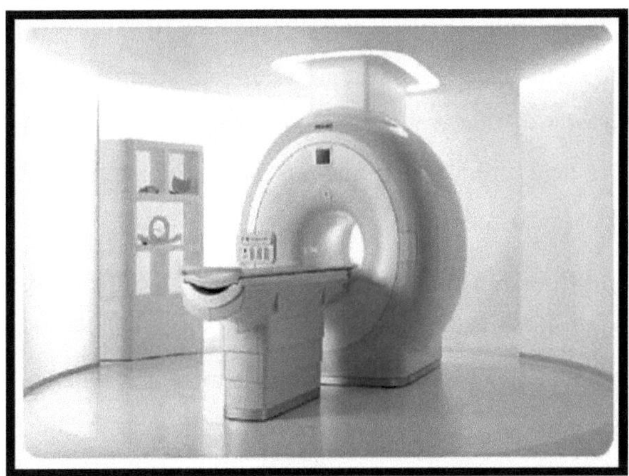

INTRODUÇÃO :[1,3]

Desde a sua introdução na imagiologia clínica há quase três décadas, a ressonância magnética (RM) modificou radicalmente a prática da medicina em geral e da radiologia em particular. Tal como a sua antecessora, a [tomografia computorizada de raios X (TC)], a RM é uma modalidade de imagiologia baseada em computador, que apresenta o corpo em cortes tomográficos finos. Ao contrário da TC, que requer radiação ionizante, a RMN baseia-se numa interação segura entre as ondas de rádio e os núcleos de hidrogénio do corpo na presença de um forte campo magnético. Para além de ser geralmente mais segura do que a TC, a RM produz imagens que são frequentemente melhores do que as da TC [especialmente imagens de tecidos moles]. Isto reflecte não só um melhor contraste entre uma lesão e o seu fundo, mas também a capacidade de visualizar a lesão em múltiplos planos de projeção. Em TC, é necessário efetuar o exame no plano da gantry, ou seja, axial ou semi-coronal. Na RM, é possível obter imagens diretamente em qualquer plano, ou seja, o habitual axial, sagital, coronal ou qualquer grau de obliquidade.

Tanto na TC como na RM, as caraterísticas físicas de um elemento de volume ou "voxel" de tecido são traduzidas pelo computador numa imagem bidimensional composta por elementos de imagem ou "pixéis". É útil comparar os factores determinantes da intensidade do pixel na TC e na RM para demonstrar as diferenças entre os métodos de imagem. A intensidade do pixel na TC reflecte a densidade eletrónica; na RM, reflecte a densidade do hidrogénio, geralmente como água (H_2 0) ou gordura. Para ser mais exato, a intensidade do sinal de RM reflecte a densidade de núcleos de hidrogénio móveis [protão único não emparelhado] modificados pelo ambiente químico, ou seja, pelos tempos de relaxamento magnético, T1 e T2, e pelo movimento.

O núcleo do hidrogénio é constituído por um único protão. Uma vez que tem carga (positiva) e que gira, gera um pequeno campo magnético (um "momento magnético"). Tal como a agulha de uma bússola no campo magnético da Terra, estes momentos magnéticos alinham-se quando colocados num campo magnético maior. Isto permite-lhes exibir o fenómeno da ressonância magnética nuclear (RMN). Quando a RMN é utilizada para imagiologia, chama-se RMN e o campo magnético que atravessa a amostra do tamanho do corpo é intencionalmente tornado não uniforme através da sobreposição de gradientes de campo magnético adicionais que podem ser activados e desactivados rapidamente. A ativação destes campos magnéticos adicionais resulta num gradiente líquido na intensidade do campo magnético através do corpo, o que é necessário para a localização espacial e a imagiologia. Assim, os componentes essenciais de um sistema de imagiologia por RM incluem (1) um íman de grandes dimensões que gera um campo magnético uniforme, (2) bobinas electromagnéticas mais pequenas para gerar gradientes de campo magnético para a obtenção de imagens e (3) um transmissor e recetor de rádio e as respectivas antenas ou bobinas de transmissão e receção. Para além destes componentes fundamentais, é necessário um computador para coordenar a geração e aquisição de sinais e a formação e visualização de imagens.

Muito simplesmente, é assim que a RMN funciona: Quando o corpo se encontra num íman, fica temporariamente magnetizado. Este estado é atingido quando os núcleos de hidrogénio do corpo se alinham com o campo magnético. Quando magnetizado, o corpo responde à exposição a ondas de rádio numa determinada frequência, enviando um sinal de onda de rádio chamado "eco de spin". Este fenómeno (RMN) ocorre apenas a uma frequência (a "frequência de Larmor") correspondente à intensidade específica do campo magnético. O sinal de eco de spin é composto por várias frequências, reflectindo diferentes posições ao longo do gradiente do campo magnético. Quando o sinal é dividido nas suas frequências componentes (através de uma técnica chamada "Transformada de Fourier"), a magnitude do sinal em cada frequência é proporcional à densidade de hidrogénio nesse local, permitindo assim a construção de uma imagem. Assim, a informação espacial na RM está contida na frequência do sinal, ao contrário das modalidades de imagem baseadas em raios X, como a TAC.

MAGNETIZAÇÃO-PRINCÍPIOS E PROCEDIMENTO :[1,3]

Imediatamente após serem colocados num campo magnético, existe um número igual de protões a apontar para norte e para sul ou "paralelos" e "antiparalelos" ao campo magnético principal. Assim, inicialmente os momentos magnéticos individuais anulam-se uns aos outros. Dentro de alguns segundos (em substâncias biológicas), ocorre uma redistribuição tal que um número ligeiramente maior de núcleos de hidrogénio (um em um milhão) se alinha paralelamente ao campo e diz-se que o corpo está "magnetizado". Após a colocação no íman, a magnetização aumenta exponencialmente com uma constante de tempo exponencial de primeira ordem conhecida como tempo de relaxação Tl (que é o tempo necessário para recuperar 63% da magnetização de equilíbrio)[1, 3] . A magnetização acaba por atingir um valor de equilíbrio que depende da densidade do hidrogénio.

Embora em equilíbrio a magnetização aponte apenas ao longo do eixo do campo magnético principal (definido como o eixo z), em geral pode apontar em qualquer direção. A magnetização é uma grandeza vetorial que pode ser representada por uma componente "longitudinal" ao longo do eixo z e por uma segunda componente perpendicular à primeira, denominada "magnetização transversal", que se encontra no plano xy. Apenas a magnetização transversal produz sinal.

A magnetização transversal resulta quando um pulso de RF inclina a magnetização longitudinal para fora do eixo z em direção ao plano transversal (xy). Um pulso de RF de 90^0 inclina a magnetização totalmente para o plano xy; um pulso de RF de 180^0 (duas vezes mais forte ou duas vezes mais longo do que um pulso de 90^0), inclina a magnetização de modo que ela fique apontando para baixo, ao longo do eixo z. Um impulso de 90^0 converte toda a magnetização longitudinal em magnetização transversal. No entanto, ao contrário de um pulso de 90^0 , um pulso de 180^0 não pode gerar magnetização transversal. A magnetização transversal máxima (e o sinal máximo) resulta de um ângulo de inversão de 90^0 ; ângulos de inversão inferiores a 90^0 não causam a perda de toda a magnetização longitudinal e, portanto, também produzem menos magnetização transversal por inversão. No entanto, uma vez que é necessário menos tempo para a recuperação longitudinal, podem ser repetidos rapidamente e gerar mais magnetização transversal (ou seja, mais sinal por unidade de tempo). Esta é a base da imagiologia por eco de gradiente.

Sempre que a magnetização transversal está presente, ela gira ou "precessa" como um pião em torno do eixo z na freqüência de ressonância (Larmor), que também é a freqüência do sinal de eco de spin induzido na bobina de RF. Apenas o componente transversal da magnetização roda e pode ser detectado; a magnetização longitudinal não roda e não pode ser detectada diretamente.

Dois tipos de sinais de RM podem ser produzidos pela magnetização transversal. Imediatamente após um impulso de RF, é produzido um sinal pela magnetização transversal em rotação livre e em decaimento. Este sinal é designado por "decaimento por indução livre" ou "FID". A magnetização transversal decai rapidamente devido a não uniformidades no campo magnético principal que fazem com que os protões ressoem a frequências ligeiramente diferentes em posições ligeiramente diferentes dentro do voxel. À medida que estes protões saem de fase (ou seja, "perdem a coerência de fase"), a magnetização transversal (e o sinal induzido) perde-se exponencialmente. A constante de tempo deste decaimento é T2*. [3]

Quando um impulso de 90^0 e um impulso de 180^0 são aplicados sequencialmente, é gerado um sinal de spin-eco. O objetivo do impulso de 180^0 é "refocar" a fase dos protões, fazendo com que recuperem a coerência e, assim, recuperem a magnetização transversal, produzindo um eco de spin. (Pode conseguir-se um refaseamento semelhante invertendo simetricamente os campos de gradiente, produzindo um "gradiente" ou "eco de campo"). Após o eco de spin, a coerência perde-se novamente, uma vez que os protões continuam a ressoar a frequências ligeiramente diferentes devido a não uniformidades no campo magnético principal. Se for aplicado outro impulso de 180^0 , a coerência pode ser novamente estabelecida para um segundo eco de spin. De facto, podem ser produzidos múltiplos sinais de eco de spin se o impulso original de 90^0 for seguido de múltiplos impulsos de 180^0 (ou inversões de gradiente). Este processo é conhecido como "eco train".

Embora os impulsos de 180^0 provoquem algum rephasing, o rephasing completo não é possível devido à flutuação aleatória dos campos magnéticos dentro da própria substância. Assim, a intensidade máxima dos sinais de eco de spin no trem de eco é limitada por uma curva de decaimento exponencial. A constante de tempo desta curva de decaimento é o segundo tempo de relaxamento magnético T2. O T2* é sempre inferior ao T2 porque o primeiro inclui não uniformidades no íman, bem como campos internos flutuantes aleatórios na substância. O decaimento de T2 deve-se apenas aos campos internos flutuantes na substância.

Em geral, é necessário ter o cuidado de distinguir os termos utilizados para descrever os sinais de RM dos utilizados para descrever as sequências de pulsação de RM, porque por vezes são a mesma coisa. Um sinal FID resulta de um pulso RF terminal 90^0 . Um sinal de eco de rotação convencional resulta de um par de impulsos RF terminal 900 -1800. Uma sequência de recuperação de inversão (IR) resulta de um par de impulsos 1800 - 900. (Uma vez que o impulso RF final nesta sequência IR é um impulso 90^0 , é produzido um sinal FID. Ao adicionar um impulso terminal 180^0 , ou seja, 180^0 -90^0 -180^0 , uma sequência IR pode produzir um sinal de eco de rotação).

Um sinal de eco de spin tradicional resulta do rephasing tanto temporalmente (pelo impulso de 180°) como espacialmente (pela inversão do gradiente de leitura). Este último é conseguido através do desfasamento inicial dos spins ao longo do eixo de leitura e, em seguida, do seu refaseamento, produzindo um eco de "gradiente" ou de "campo". Na TC e na RM, o fabricante fixa determinados parâmetros e outros parâmetros estão sob o controlo do operador. Na RM, os parâmetros que são determinados pelo fabricante no momento da compra ou da atualização incluem a intensidade do campo (em Tesla) e a intensidade do gradiente (em miliTesla por metro: mT/m) e o tempo de subida (em m seg). Os factores sob o controlo do operador incluem a escolha da sequência de pulsação, os tempos dos parâmetros da sequência, o tamanho da matriz, a espessura dos cortes e o intervalo entre cortes, o campo de visão (FOV), o número de excitações, a orientação do plano de formação de imagens, o tipo de bobina recetora, a utilização de gating cardíaco, a utilização de contraste, etc.

A melhoria da resolução espacial em TC está geralmente associada a um aumento da dose de radiação. A resolução espacial em RM pode ser calculada a partir do número de pixéis ao longo dos eixos x e y (ou seja, a "matriz de aquisição") e do campo de visão. O campo de visão, por sua vez, é determinado pela força dos gradientes e pela gama específica de frequências ("largura de banda") que é detectada. Para um determinado sistema de imagiologia por RM, o aumento da resolução espacial (com uma determinada relação sinal/ruído, S/N) requer tempos de aquisição mais longos, mas não aumenta o risco para o doente.

T1 TEMPO DE RELAXAMENTO , :[1, 34]

[Relaxação da rede de spin; imagens de gordura; relaxação longitudinal].

A constante de tempo que descreve a taxa a que a magnetização líquida regressa ao equilíbrio através da transferência de energia dos núcleos individuais de hidrogénio [spin] para as moléculas circundantes [rede] é designada por tempo de relaxação T1.

Um tempo de repetição curto [TR] de 500 mSeg. e um tempo de eco curto de 20 mSeg produzem uma imagem ponderada em T1.

Um tecido com um T1 curto produz um sinal de RM intenso e, por isso, aparece branco brilhante e um tecido com um T1 longo produz um sinal de RM de baixa intensidade e, por isso, aparece escuro.

As imagens ponderadas em T1 são designadas por imagens de gordura, porque a gordura tem o tempo de relaxamento T1 mais curto e os sinais mais elevados relacionados com outros tecidos, pelo que aparece mais brilhante na imagem.

Devido ao bom contraste da imagem, é possível obter detalhes anatómicos elevados neste tipo de imagens. É utilizado principalmente para representar pequenas regiões anatómicas, como a ATM, onde é necessária uma elevada resolução espacial.

Factores que influenciam o valor T1 :[3]

A substância química específica e o seu estado físico

Intensidade do campo [T1 aumenta com a intensidade do campo, pelo que a recuperação é mais lenta]

Temperatura [T1 mais longo com o aumento da temperatura em amostras biológicas em causa]

O líquido que envolve os protões
A mobilidade dos protões, por exemplo, os protões no osso são muito menos móveis do que os da água.

T2 TEMPO DE RELAXAMENTO[1,3,4] : -

[Relaxação transversal; Relaxação de spin spin; imagens de água].

A constante de tempo que descreve a taxa de perda de magnetização transversal é denominada relaxamento T2.

Um tempo de repetição longo [TR] de 2000 mSec. Um tempo de eco longo de 80 mSec produz uma imagem ponderada em T2.

Um tecido com um T2 longo produz um sinal de RM intenso e, por isso, aparece branco brilhante e um tecido com um T2 curto produz um sinal de RM de baixa intensidade e, por isso, aparece escuro.

São chamadas imagens de água porque a água tem o tempo de relaxamento T2 mais longo e, portanto, aparece brilhante na imagem.

Em geral, o tempo T2 dos tecidos anormais é mais longo do que o dos tecidos normais, pelo que as imagens com ponderação T2 são mais frequentemente utilizadas quando o médico procura alterações inflamatórias ou outras alterações patológicas.

FACTORES QUE AFECTAM O TEMPO T2: -

Interações moleculares

Imperfeições locais nos campos magnéticos [inomogeneidades locais]

Menos dependente da intensidade do campo

As relaxações T1 e T2 ocorrem simultaneamente, embora a relaxação T2 seja um processo muito mais rápido.

EQUIPAMENTOS:

Pórtico

Recetor [antena ou bobina de radiofrequência]

Computador com o sistema de transformada de Fourier.

VANTAGENS: -

1. Utiliza radiação não ionizante

2. Oferece a melhor resolução dos tecidos de baixo contraste inerente; embora o coeficiente de atenuação dos raios X não possa variar mais de 1% entre tecidos moles, a densidade de spin [densidade protónica] e os tempos de relaxamento T1 e T2 podem variar até 40%.

3. É possível obter imagens multiplanares diretas sem reorientar o doente.

DESVANTAGENS: -

1. Tempo de imagem longo

2. O perigo potencial imposto pela presença de metais ferromagnéticos na proximidade do íman de imagiologia. Esta desvantagem exclui da RM qualquer doente com objectos metálicos estranhos implantados ou dispositivos médicos que consistam em ou contenham metais ferromagnéticos [por exemplo, pacemakers cardíacos; alguns clipes de aneurisma cerebral]

3. Claustrofobia: Fobia de cavidade fechada relacionada com o posicionamento na gantry da RMN.

INDICAÇÕES:

1. Imagiologia de tecidos moles; Identificação e localização de lesões de tecidos moles oro-faciais

2. Para a imagiologia do parênquima das glândulas salivares

3. Diagnosticar uma suspeita de desarranjo intra-oral do disco da ATM e avaliar o tratamento após a cirurgia.

CAPÍTULO 11. ULTRA-SONOGRAFIA

TERMINOLOGIA

SOM:

O fenómeno percebido como som é o resultado de alterações periódicas da pressão do ar contra o tímpano. A frequência situa-se entre 1500 e 20 000 ciclos por segundo [Hz= Hertz].2.

ULTRASOUND:

Tem uma frequência superior a 20 kHz [20.000] Hz. Assim, distingue-se pelo simples facto de ter uma frequência vibratória superior à gama audível.

A ultrassonografia de diagnóstico [sonografia], a aplicação clínica dos ultra-sons, utiliza frequências vibratórias na gama de 1 a 20 MHz.2.

IMPEDÂNCIA ACÚSTICA:

Quando o som passa através de qualquer material, encontra um certo nível de impedância, designado por impedância acústica.

TRANSDUTOR:

É um dispositivo que pode converter uma forma de energia noutra. No caso da ultrassonografia, converte a energia eléctrica em energia sónica.

O componente mais importante do transdutor é um fino cristal ou material piezoelétrico constituído por um grande número de dipolos dispostos num padrão geométrico.

No sistema de ultrassonografia, o transdutor serve tanto de transmissor como de recetor.2.

DIPOLE:

Um dipolo pode ser considerado como uma molécula distorcida que parece ter uma carga positiva numa extremidade e uma carga negativa na outra. Atualmente, o material piezoelétrico mais utilizado é o titanato de zirconato de chumbo. [PZT]. [2]

IMAGENS EM TEMPO REAL:

As técnicas actuais de ultrassonografia permitem que os ecos sejam processados a uma velocidade suficientemente rápida para permitir a perceção do movimento, o que é designado por imagem em tempo real.

MECANISMO:

O impulso elétrico gerado pelo scanner faz com que os dipolos do cristal piezoelétrico ou do quartzo se realinhem com o campo elétrico, alterando assim subitamente a espessura do cristal.

Esta mudança abrupta inicia uma série de vibrações que produzem as ondas sonoras de frequência ultra-alta que são transmitidas para os tecidos que estão a ser examinados.

À medida que o feixe ultrassónico passa ou interage com tecidos de impedância acústica diferente, é atenuado por uma combinação de absorção, reflexão, refração e difusão.

Quanto maior for a diferença de impedância acústica do tecido, maior será o som refletido.

As ondas sónicas que são refletidas de volta [ecoadas] em direção ao transdutor causam uma mudança na espessura do cristal piezoelétrico, que por sua vez produz um sinal elétrico que é amplificado, processado e, finalmente, exibido como uma imagem em um monitor. A fração do feixe que é reflectida de volta para o transdutor depende da impedância acústica do tecido, que é um produto da sua densidade [e, portanto, da velocidade do som através dele] e do ângulo de incidência do feixe.

As técnicas actuais de ultrassonografia permitem que os ecos sejam processados a uma velocidade suficientemente rápida para permitir a perceção do movimento, o que é designado por imagem em tempo real.

A-SCAN: -

É produzida com a modulação da amplitude. A imagem aparece como picos que se estendem em direção à linha de base. A altura de cada traçado está relacionada com a intensidade de cada eco. Um exame mostra a relação entre amplitude e profundidade e é utilizado para medir as distâncias entre os limites de tecidos com diferentes propriedades acústicas. Um exame utilizado para distinguir entre lesões císticas e sólidas e para medir as dimensões de estruturas como o olho. Pode ser utilizado para identificar a localização do ápice da raiz.

B-SCAN: -

É apresentado por modulação de luminosidade.

É produzido um ponto de brilho diferente no CRT [Cathode Ray Tube].

Existem dois tipos de B-SCAN: Varrimento de posição temporal: É mais útil para a avaliação de estruturas dinâmicas, incluindo componentes do sistema cardiovascular. O B-SCAN composto: ajuda a produzir uma imagem bidimensional da região em observação. É útil para a avaliação de edema de tecidos moles, como os presentes numa glândula salivar ou na tiroide.

Ultra-sons contínuos: -

Aqui são utilizados dois transdutores, um para produzir o som e outro para a receção do eco. Esta técnica é útil para detetar sons cardíacos e examinar padrões de fluxo sanguíneo nos vasos.

INTERPRETAÇÃO: -

Devido à sua impedância acústica, um tecido tem um padrão de eco interno caraterístico. Consequentemente, não só as alterações nos padrões de eco podem delinear diferentes tecidos, como também podem ser correlacionadas com alterações patológicas num tecido.

A interpretação dos ecogramas depende, portanto, do conhecimento das propriedades físicas dos ultra-sons e da anatomia dos tecidos que estão a ser examinados.

VANTAGENS: -

1. As ondas sonoras são radiações não ionizantes

2. Mostra uma boa diferenciação entre tecidos moles

3. A técnica está amplamente disponível e é pouco dispendiosa.

4. Não invasivo.

DESVANTAGENS: -

1. A técnica depende muito do operador

2. As imagens podem ser difíceis de interpretar para pessoas inexperientes devido à sua fraca resolução.

3. Tem uma utilização limitada na cabeça e no pescoço porque as ondas sonoras são absorvidas pelo osso.

APLICAÇÃO CLÍNICA: -

1. Ajuda a diferenciar entre lesões císticas [imagem sem eco] e lesões sólidas [hipoecogénicas homogéneas]

2. Doenças das glândulas salivares como sialólitos [mais de 2 mm de tamanho = 90 % de taxa de deteção]; sialadentite; várias lesões quísticas e sólidas como neoplasias das glândulas salivares [benignas ou malignas] e doenças auto-imunes como a síndrome de Sjogeren, etc.

3. Pode ser utilizado para a deteção de cáries.

4. As lesões vasculares, como o hemangioma, apresentam-se com margens bem definidas ou mal definidas, fortemente hipoecogénicas e de aspeto complexo devido a múltiplas interfaces. Os flebólitos são vistos na lesão como múltiplas áreas hiperecogénicas.

5. Glândulas tiroide e paratiroide

6. Utilizado para a deteção de linfonodos cervicais

7. Para detetar fracturas da parede orbital e dos tecidos moles que a acompanham.

8. Avaliação dos sistemas ventriculares em bebés através de imagens de fontanelas abertas.

Os dados disponíveis sugerem que os benefícios associados ao diagnóstico por ecografia superam qualquer risco conhecido.

Sonografia com Doppler a cores: - [44, 45].

Esta técnica foi desenvolvida para identificar vasculaturas e para permitir a avaliação da velocidade do fluxo sanguíneo e da resistência dos vasos, bem como da morfologia circundante. *A ecografia pulsada* é também utilizada para a deteção do fluxo sanguíneo.

Pode ser aplicado para diagnosticar várias lesões vasculares.

Especialmente nas regiões oro-faciais, é utilizado para o exame da artéria facial e dos seus ramos. O hemangioma apresenta uma área hipoecogénica com fluxos sanguíneos internos e circundantes. Apresenta uma margem relativamente clara em comparação com a inflamação nesta área.[45]

Nos casos pós-terapêuticos, a mesma zona apresenta uma redução da área hipoecogénica e o desaparecimento dos fluxos internos.

Equipamentos: -

Requer um transdutor de matriz ativa linear de 12 MHz de largura de banda larga (variando de 6 a 14 MHz). O ecograma é obtido com a utilização de multifocus com uma gama focal de 0,5 a 2,0 cm e uma profundidade de imagem de 4 cm. Se for utilizado para lesões vasculares, as configurações devem ser feitas para otimizar o fluxo sanguíneo na artéria alvo. Os ângulos do Doppler são ajustados de acordo com a direção do fluxo sanguíneo e o tamanho do volume da amostra também é definido (por exemplo, 2-3 mm). O ganho de cor é definido para 38dB.

O exame é efectuado na superfície da artéria e o diâmetro do fluxo é registado. O diâmetro do fluxo é definido como o comprimento máximo da área colorida.[45]

É um processo fácil, que pode ser efectuado repetidamente sem qualquer dano, em comparação com a tomografia computorizada ou a ressonância magnética.

Fig. 16 MÁQUINA DE ULTRASSONOGRAFIA

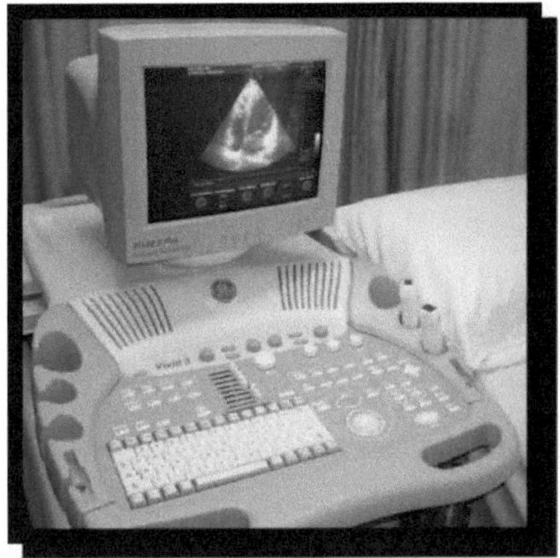

- TERMOGRAFIA [47,48,49,50,51,52,53,54,55]

IMAGEM TÉRMICA OU VÍDEO TÉRMICO

Ao longo da história, tem havido um interesse ocasional na relação da temperatura corporal com a prática da medicina.

A termografia é a deteção e o registo dos padrões térmicos da superfície da pele do paciente, utilizando instrumentos que podem fornecer documentação visual e quantitativa dessas medições. [51]

É uma técnica auxiliar de diagnóstico potencialmente útil para as regiões orofaciais, uma vez que é um processo passivo de deteção (sem entrada de radiação perigosa no corpo) e fornece imagens de doenças um pouco diferentes dos padrões observados na luz visível ou em filmes de raios X. Gershon-Cohen e Haberman afirmaram que a termografia pode assumir uma importância semelhante à da radiologia, embora se preocupe com uma parte diferente do espetro eletromagnético.[50]

Atualmente, existem dois métodos reconhecidos para a obtenção de imagens termográficas: [51]

a) Termografia de cristais líquidos ou termografia de contacto: -

Renitzer deu este nome de "*cristal líquido*" a um grupo de ésteres colestéricos cristalinos em 1888. Ele observou que quando estes ésteres colestéricos cristalinos eram aquecidos até ao seu ponto de fusão, tornavam-se líquidos e fluíam como esperado. Mas o líquido permanecia turvo [mesofase] e não se tornava claro até ser aquecido a uma temperatura muito mais elevada. Estes cristais líquidos exibiam várias cores quando aquecidos até às suas mesofases, e tornavam-se incolores quando aquecidos para além da mesofase. O arrefecimento do líquido produzia uma inversão das cores na mesofase até se atingir novamente a fase cristalina. Vários ésteres de colesterol podem ser misturados em diferentes proporções para produzir uma mesofase de qualquer gama sobre o espetro de cerca de -20 a +2500C.54

b) Termografia por infravermelhos ou termografia sem contacto: -

A termografia ou termovisão deve ser distinguida da termometria (eletrónica ou não), que é um processo não imagiológico.[50] É um método fisiológico (não anatómico).[51]

História: -

De acordo com uma revisão, no início do século XIX, Becquerel e Breschet, ao testarem animais e seres humanos, foram os primeiros a descobrir que a temperatura das áreas inflamadas era mais elevada do que a das áreas não inflamadas. Verificou-se também que, no final do século XIX, Wunderlich foi o primeiro a estabelecer que, nas doenças inflamatórias, a temperatura do corpo aumenta. No final do século XVIII, Sir William Herschel descobriu a radiação infravermelha. O seu filho, J.F.W. Herschel, recuperou os comprimentos de onda infravermelhos e introduziu o termo termografia .[47, 49]

Hardy e colaboradores demonstraram que era prático efetuar termogramas da pele humana.

Lawson, em 1956, relatou uma diferença de $2,27^0$ F entre lesões normais e malignas. Neste caso, devido ao facto de a velocidade de divisão celular ser maior na lesão maligna, verifica-se um aumento da temperatura da área.[47]

Williams e os seus colaboradores verificaram que a temperatura da pele aumenta até 5^0 C nos abcessos superficiais. Verificou-se que a temperatura diminui nos quistos da mama. Foi sugerido que este é o método mais rápido para determinar se a radiação ou a quimioterapia estão a influenciar o tumor ou não.[47] Mecanismo básico: -

A termografia baseia-se na energia electromagnética com um comprimento de onda superior ao da luz vermelha (radiação infravermelha)[49] . Todos os objectos que emitem calor também emitem radiação infravermelha em proporção; é possível medir a temperatura da pele medindo a saída de infravermelhos. Este simples facto é a base da termografia[47] . Um *termograma* é uma fotografia de calor capaz de representar informações quantitativas sobre a temperatura da superfície de um objeto. Um objeto absorve energia e a sua temperatura aumenta. O objeto dissipa (emite) essa energia. Um bom absorvente é um bom emissor. Enquanto a temperatura se mantiver acima de zero (273^0 C), todos os objectos são incandescentes no infravermelho (brilham no comprimento de onda do infravermelho devido ao calor). Assim, a radiação infravermelha está constantemente a ser emitida, absorvida e reemitida por todos os objectos no ambiente.[49]

Uma câmara de infravermelhos moderna pode detetar níveis específicos de energia infravermelha de entrada e compará-los, a um ritmo de 200 vezes por segundo, com a energia emitida por um corpo de referência interno de temperatura constante. O sinal elétrico é então amplificado e convertido em luz visível que pode ser fotografada. O registo bidimensional quantitativo da radiação infravermelha pode ser obtido diretamente a partir da densidade da película fotográfica (*quanto mais quente for o objeto, mais branca será a imagem).* Para facilitar a calibração, podem ser reproduzidas etapas de densidade de valores conhecidos em cada termograma para estabelecer uma escala de cinzentos quantitativa.

O termógrafo possui um sensor de infravermelhos cujo registo é convertido em luz e gravado em filme. O termograma é constituído por até 60.000 medições discretas de temperatura dispostas numa série de linhas de varrimento. O processo é comparável ao da televisão, exceto que o varrimento por infravermelhos é mecânico e o da televisão é eletrónico. O varrimento por infravermelhos é efectuado por um espelho alvo que percorre horizontalmente o campo.

A pele humana é um emissor quase perfeito de radiação infravermelha e a sua temperatura varia muito em resultado das alterações ambientais *(85^0 F a 95^0 F).*

Este intervalo de temperatura é influenciado por

1. Atividade vascular sob a pele.
2. Taxa de mitose celular na área local.
3. Condução térmica de fontes de calor localizadas e difusas dentro do corpo
4. Isolamento por vestuário e gordura
5. Perdas de calor por evaporação
6. Troca de energia de radiação com o ambiente circundante
7. O estado psicológico do indivíduo.

Técnica : -[49]

Ao tirar uma termografia, é importante eliminar o maior número possível destes factores

1. Retirar a roupa da zona afetada
2. Manter o sujeito em repouso durante 10 a 15 minutos numa sala com temperatura constante (70 - 750F) (21-230C), o que contrasta fortemente com uma temperatura corporal de 98,60F ou 29-370C.47,50
3. Manter a sala livre de correntes de ar e de objectos geradores de calor e
4. Manter as extremidades do doente ou outras partes do corpo afastadas do campo de interesse para evitar efeitos de radiação cruzada. As substâncias quentes ou frias podem

alterar temporariamente a temperatura da pele mas, uma vez retiradas, o equilíbrio é rapidamente atingido.

5. Não deve haver luz solar nem correntes de ar.

6. O cabelo da doente foi puxado para trás para o manter afastado da zona afetada.

O doente é então posicionado em frente da unidade termográfica; são então experimentados vários níveis de temperatura para obter um contraste adequado e são visualizadas imagens fixas que são mantidas pela unidade de infravermelhos. Quando é apresentada uma imagem adequada, uma câmara Polariod ligada à unidade tira uma fotografia. São tiradas vistas de várias direcções. Em geral, são tiradas três vistas: frontal, direita e esquerda.

A temperatura absoluta não é geralmente considerada como um critério de diagnóstico, o principal fator de distinção entre normal e anormal é a diferença de temperatura entre o lado direito e o lado esquerdo.[51]

Equipamentos: -[52]

Unidade de termovisão que inclui um scanner de infravermelhos, uma unidade de controlo, um computador de imagens térmicas com software ligado a um monitor a cores e acoplado a uma câmara de infravermelhos de 35 mm com película de impressão a cores.

Fig. 17 UNIDADE DE TERMOGRAFIA E APARÊNCIA DA IMAGEM TERMOGRÁFICA

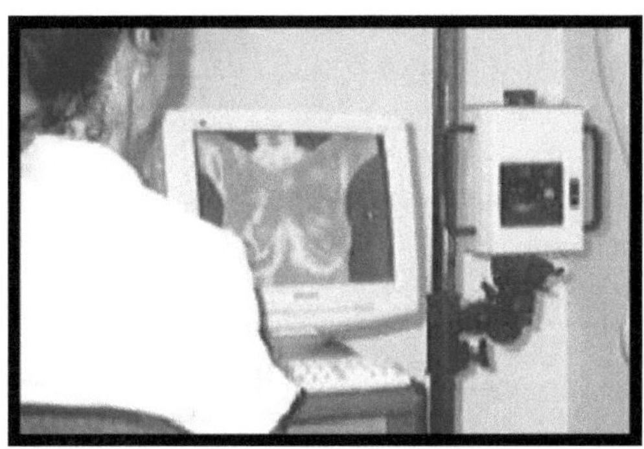

Aspeto das várias estruturas do corpo no termograma: -[50]

A gordura, em contraste com o músculo, é um mau condutor térmico e um bom isolante. No termograma, a pele sobre a gordura parece mais fria do que a pele sobre o músculo. A pele sobre estruturas corporais, como os joelhos, aparece fria devido à ausência de tecidos moles superficiais. O cabelo é avascular e aparece frio nos termogramas *(pontos frios)*. Os tecidos cicatriciais pesados e os quistos não infectados parecem frios devido ao baixo metabolismo e à relativa avascularização. Pelo contrário, a pele sobre o músculo, grandes veias, contusões, hematomas, infecções e lesões aparece quente *(pontos quentes)*. Duas áreas da mesma superfície que não sejam paralelas apresentarão imagens termográficas diferentes.[50]

Utilizações: -[47,49, 50]

1. Utilizando as descobertas sobre pontos frios e pontos quentes, a termografia foi recentemente investigada como auxiliar de diagnóstico para o cancro da mama e outras doenças malignas, oclusão arterial e trombose venosa, e na avaliação de lesões musculares e dos tecidos moles.

2. Foram efectuados poucos estudos dentários. Num deles, a termografia foi utilizada para ajudar a determinar a vitalidade dos dentes. Os resultados mostraram que não havia correlação entre as leituras do teste da polpa eléctrica e a temperatura de infravermelhos e entre as superfícies dentárias cariadas e obturadas e as temperaturas de infravermelhos.[47]

3. Noutro estudo, a termografia foi utilizada em condições inflamatórias odontogénicas. Os resultados mostraram que a técnica é eficaz em casos activos de doenças como a periodontite, a periostite, a osteomielite, o abcesso e a celulite.

4. Também é útil para fracturas, contusões, alterações artríticas e casos de hérnias discais.[50]

5. Fornece padrões termográficos distintos para diferentes graus de queimaduras e prevê quais as áreas que acabarão por necessitar de enxertos de pele logo após 12 horas das

queimaduras.[50]

6. É útil no estudo da cicatrização de feridas.[50]

7. Também representa alterações sensoriais causadas por lesão do nervo alveolar inferior ou bloqueio farmacológico do nervo.[52]

Vantagens: -[49]

1. Fácil de utilizar

2. Não invasivo

3. Barato

4. Não iónico

5. Não há problema de colocação de filme

6. Rápido

7. Mais fiável na deteção de condições inflamatórias agudas. Desvantagens: -[47,49]

1. Não específico

2. As doenças crónicas apresentam por vezes resultados contraditórios.

3. Trata-se de um fenómeno estritamente superficial, pelo que as lesões localizadas profundamente não podem ser visualizadas.[47]

4. A termografia intra-oral não é muito convincente devido à constante troca de ar oral que ocorre devido à respiração, e o controlo da saliva torna-se muito difícil.[47]

5. Difícil ou impossível de realizar pessoalmente com a barba.[55]

REFRÊNCIAS

1. Radiologia Oral: White & Pharoah Quinta edição

2. Burket's Textbook of Oral Medicine; Diagnóstico e Tratamento; Décima edição.

3. CT and MR imaging of whole body; John R Hagga; Charles F Lanzieri; Robert C Gilkeson; Volume 1; 4ª Edição

4. Textbook of dental and maxillofacial radiology; Freny R Karjodkar; Primeira edição; 2006.

5. Princípios e interpretação de radiologia dentária : Haring

6. Eric brancos

7. Langlaish

8. Desempenho do sensor RVGui e da película Kodak Ektaspeed Plus para a deteção de cáries proximais. Oral Surg Oral Pathol Oral Radiol Endod 2001; 91; 381-5.

9. Precisão das imagens baseadas em película, digitais e digitais melhoradas para a determinação do comprimento endodôntico; Oral Surg Oral Pathol Oral Radiol Endod 2005; 99; 499-504.

10. Estudo comparativo das manifestações clínicas, radiografia simples e tomografia computorizada nas malformações arteriovenosas dos maxilares; Oral Surgery, Oral Medicine, Oral Pathology, Oral Radiology & Endodontics, Volume 94, Número 4, outubro 2002, Páginas 503-509

11. Aspeto tomográfico de queratinização acentuada dos gânglios linfáticos cervicais metastáticos: A case report; Oral Surgery, Oral Medicine, Oral Pathology, Oral Radiology, and Endodontology, Volume 84, Número 3, setembro 1997, Páginas 321-326

12. Técnica de punção guiada por imagem para o espaço superior da articulação temporomandibular: Valor da tomografia computorizada de feixe cónico [CBCT]. Oral Surg Oral Pathol Oral Radiol Endod 2006; 102; 281-6.

13. Diagnóstico por imagem com a recém-desenvolvida tomografia computorizada orto-cúbica de super-alta resolução [Ortho-CT]. Oral Surg Oral Pathol Oral Radiol Endod 2000;89;509-318.

14. Capacidade de diagnóstico da tomografia computorizada de abertura sintonizada extra-oral [TACT] para terceiros molares impactados. Oral Surg Oral Pathol Oral Radiol Endod 2005;100;84-91.

15. Avaliação tomográfica computorizada tridimensional das alterações morfológicas das vias respiratórias após osteotomia de recuo mandibular para prognatismo. Oral Surg Oral Pathol Oral Radiol Endod 2000; 89; 278-87.

16. Avaliação da perfusão de transplantes microvasculares faciais e deteção precoce de isquémia por tomografia computadorizada de perfusão; Oral Surgery, Oral Medicine, Oral Pathology, Oral Radiology & Endodontics, Volume 94, Número 4, outubro 2002, Páginas 425-431

17. Precisão da imagiologia transversal da mandíbula com tomografia computorizada de abertura sintonizada (TACT), TACT reconstruída iterativamente e tomografia panorâmica multidirecional, linear e transversal; Oral Medicine, Oral Pathology, Oral Radiology & Endodontics, Volume 91, setembro de 2001, Páginas 594-602

18. Whole-body 18F-fluorodeoxyglucose positron emission tomography in patients with head and neck cancer; Oral Surgery, Oral Medicine, Oral Pathology, Oral Radiology & Endodontics, Volume 93, Número 2, fevereiro 2002, Páginas 202-207

19. A comparison of single-photon emission computed tomography and planar imaging for quantitative skeletal scintigraphy of the mandibular condyle; Oral Surgery, Oral Medicine, Oral Pathology, Oral Radiology, and Endodontology, Volume 80, Número 2, agosto de 1995, Páginas 226-231

20. O papel da fusão de imagens SPECT/CT com 99mTC-MDP para diagnosticar a disfunção temporo-mandibular; Oral Medicine, Oral Pathology, Oral Radiology &

Endodontics, Volume 101, setembro de 2006, Páginas 226-32

21. Avaliação da reconstrução de enxertos ósseos microvasculares da cabeça e do pescoço com exames 3-D 99mTc-DPD SPECT; Oral Surgery, Oral Medicine, Oral Pathology, Oral Radiology & Endodontics, Volume 90, Número 6, dezembro de 2000, Páginas 679-685

22. The use of SPECT bone scans to evaluate patients with idiopathic jaw pain; Oral Surgery, Oral Medicine, Oral Pathology, Oral Radiology & Endodontics, Volume 90, Número 6, dezembro de 2000, Páginas 750-757

23. O papel da tomografia computorizada quantitativa de emissão de fotões únicos (SPECT) no processo de integração óssea de implantes dentários; Oral Surgery, Oral Medicine, Oral Pathology, Oral Radiology & Endodontics, Volume 90, Número 2, agosto de 2000, Páginas 228-232

24. Envolvimento da articulação temporomandibular e dos músculos mastigatórios na distrofia miotónica: A study by magnetic resonance imaging; Oral Surgery, Oral Medicine, Oral Pathology, Oral Radiology & Endodontics, Volume 94, Issue 2, August 2002, Pages 262-271

25. Ressonância magnética de mixoma na mandíbula: Relato de um caso

Cirurgia Oral, Medicina Oral, Patologia Oral, Radiologia Oral e Endodontia, Volume 90, Número 5, novembro de 2000, Páginas 671-676

26. Utilidade da cisternografia por ressonância magnética utilizando sequências tridimensionais spin-eco assimétricas com reconstrução multiplanar: A avaliação de locais de compressão neurovascular do nervo trigémeo. Oral Surg Oral Pathol Oral Radiol Endod 2005; 100; 215-25.

27. Avaliação por ressonância magnética do disco antes e depois da cirurgia artroscópica para distúrbios da articulação temporomandibular; Oral Surgery, Oral Medicine, Oral Pathology, Oral Radiology & Endodontics, Volume 96, Número 2, agosto de 2003,

Páginas 141-148

28. O derrame articular em imagens de ressonância magnética T2 reflecte sinovite? Parte 3. Comparação dos achados histológicos da sinóvia obtida artroscopicamente em desarranjos internos da articulação temporomandibular; Oral Surgery, Oral Medicine, Oral Pathology, Oral Radiology & Endodontics, Volume 95, Número 6, junho 2003, Páginas 761-766

29. The importance of routine magnetic resonance imaging in trigeminal neuralgia diagnosis; Oral Surgery, Oral Medicine, Oral Pathology, Oral Radiology & Endodontics, Volume 92, Número 4, outubro 2001, Páginas 424-429

30. Ressonância magnética da osteomielite na mandíbula: Estudo comparativo com outras modalidades radiológicas; Oral Surgery, Oral Medicine, Oral Pathology, Oral Radiology, and Endodontology, Volume 79, Número 5, maio de 1995, Páginas 634-640

31. Comparação da ressonância magnética, artrotomografia e achados clínicos e cirúrgicos nos distúrbios internos da articulação temporomandibular

Cirurgia Oral, Medicina Oral, Patologia Oral, Volume 64, Número 1, julho de 1987, Páginas 2-5

32. Imagem por RM e termografia de angioedema facial: Relato de um caso Oral Surgery, Oral Medicine, Oral Pathology, Oral Radiology & Endodontics, Volume 92, Número 4, outubro de 2001, Páginas 473-476 Toshiyuki Ogasawara, Yoshimasa Kitagawa, Toru Ogawa, Tetsushi Yamada, Yasutaka Kawamura e Kazuo Sano

33. Imagiologia moderna do músculo Masseter: Anatomia normal e patologia em TC e RM. Cirurgia Oral, Medicina Oral, Patologia Oral, Radiologia Oral e Endodontia, Volume 63, Número 5, maio de 1987, Páginas 622-9

34. Medições do espaço articular baseadas em imagens de ressonância magnética em articulações temporomandibulares com deslocamento do disco e em controlos. Oral Surgery, Oral Medicine, Oral Pathology, Oral Radiology & Endodontics, Volume 90,

Número 2, agosto de 2000, Páginas 240-48.

35. Comparação da ultrassonografia com a ressonância magnética no diagnóstico de desarranjos internos da articulação temporomandibular: A preliminary investigation; Oral Surgery, Oral Medicine, Oral Pathology, Oral Radiology & Endodontics, Volume 94, Issue 1,July 2002, Pages 115-121

36. An introduction to ultrasonography in oral surgery; Oral Surgery, Oral Medicine, Oral Pathology, Volume 59, Número 3, março de 1985, Páginas 236241

37. An introduction to ultrasonography in oral surgery; Oral Surgery, Oral Medicine, Oral Pathology, Volume 59, Número 3, março de 1985, Páginas 236241

38. Possibilidade de ultrassonografia sialográfica: Um estudo com fantoma Doppler Cirurgia Oral, Medicina Oral, Patologia Oral, Radiologia Oral e Endodontia, Volume 91, Número 6, junho de 2001, Páginas 719-727

39. Reliability of ultrasonography and sialography in the diagnosis of sjogren's syndrome; Oral Surgery, Oral Medicine, Oral Pathology, Oral Radiology, and Endodontology, Volume 83, Número 3, março 1997, Páginas 400-407

40. The diagnostic value of ultrasonography to determine the temporomandibular joint disk position; Oral Surgery, Oral Medicine, Oral Pathology, Oral Radiology, and Endodontology, Volume 84, Número 6, dezembro de 1997, Páginas 688-696

41. Advances in sonography of the temporomandibular joint; Oral Surgery, Oral Medicine, Oral Pathology, Volume 62, Número 5, novembro 1986, Páginas 486-495

42. Error patterns and observer variations in the high-resolution ultrasonography imaging evaluation of the disk position of the temporomandibular joint; Oral Surgery, Oral Medicine, Oral Pathology, Oral Radiology & Endodontics, Volume 93, Issue 3, March 2002, Pages 369-375

43. B-mode versus A-mode ultrasonographic measurements of mucosal thickness in vivo; Oral Surgery, Oral Medicine, Oral Pathology, Oral Radiology & Endodontics, Volume

93, Issue 1, January 2002, Pages 110-117

44. Fluxo sanguíneo no músculo masseter e à sua volta: caraterísticas normais e patológicas demonstradas pela ecografia com Doppler a cores. Oral Surg Oral Pathol Oral Radiol Endod 2001; 91; 472-82.

45. Ecografia com doppler a cores da artéria facial na face anterior Cirurgia Oral, Medicina Oral, Patologia Oral, Radiologia Oral e Endodontia, Volume 93, Número 2, fevereiro de 2002, Páginas 195-201

46. Endoscopia do ducto da glândula submandibular: valor de diagnóstico para distúrbios do ducto salivar em comparação com a radiografia convencional, a sialografia e a ultrassonografia; Oral Surgery, Oral Medicine, Oral Pathology, Oral Radiology, and Endodontology, Volume 84, Número 5, novembro de 1997, Páginas 578-581

47. Termografia em medicina dentária: A pilot study; Oral Surgery, Oral Medicine, Oral Pathology, Volume 21, Número 3, março de 1966, Páginas 316320

48. Infrared thermography in oral and maxillofacial surgery; Oral Surgery, Oral Medicine, Oral Pathology, Volume 67, Número 2, fevereiro de 1989, Páginas 126-131

49. Thermography and oral inflammatory conditions; Oral Surgery, Oral Medicine, Oral Pathology, Volume 56, Número 3, setembro de 1983, Páginas 256-262

50. Intraoral thermography; Oral Surgery, Oral Medicine, Oral Pathology, Volume 32, Número 5, novembro de 1971, Páginas 724-730

51. Pode a termografia de infravermelhos ser um instrumento de diagnóstico para a artralgia da articulação temporo-mandibular?; Oral Medicine, Oral Pathology, Oral Radiology & Endodontics, Volume 98, setembro de 2004, Páginas 643-50

52. Termografia eletrónica para avaliação do défice do nervo alveolar inferior; Oral Surgery, Oral Medicine, Oral Pathology, Oral Radiology, and Endodontology, Volume 80, Número 2, agosto de 1995, Páginas 153-160

53. A termografia eletrónica na avaliação do desarranjo interanl da articulação temporomandibular: A pilot study; Oral Surgery, Oral Medicine, Oral Pathology, Volume 71, Issue 3, March 1991, Pages 364370

54. Estudos dos gradientes de temperatura da coroa dentária com o uso de termografia de infravermelhos; Oral Surgery, Oral Medicine, Oral Pathology, Volume 67, Número 5, maio 1989, Páginas 583-587

55. Efeito da curvatura anatómica na termografia intra-oral em tempo real; Oral Surgery, Oral Medicine, Oral Pathology, Volume 36, Número 4, outubro de 1973, Páginas 616-621

56. A determinação da vitalidade da polpa por meios termográficos usando cristais líquidos colestéricos: Um estudo preliminar; Oral Surgery, Oral Medicine, Oral Pathology, Volume 29, Número 5, maio 1970, Páginas 763768

57. Imaging findings of lipomas in the orofacial region with CT, US, and MRI; Oral Surgery, Oral Medicine, Oral Pathology, Oral Radiology, and Endodontology, Volume 84, Número 1, julho 1997, Páginas 88-95

58. Imagiologia moderna do músculo masseter: Anatomia normal e patologia em TC e RM; Oral Surgery, Oral Medicine, Oral Pathology, Volume 63, Número 5, maio de 1987, Páginas 622-629

59. Diagnostic imaging in salivary gland disease; Oral Surgery, Oral Medicine, Oral Pathology, Volume 66, Número 5, novembro de 1988, Páginas 625-637

60. Giant salivary gland calculi: Diagnostic imaging and surgical management; Oral Surgery, Oral Medicine, Oral Pathology, Oral Radiology & Endodontics, Volume 94, Número 3, setembro 2002, Páginas 320-323

61. A contribuição das técnicas de neuroimagem para a compreensão dos circuitos supra-espinhais da dor: Implicações para a dor orofacial. Oral Surg Oral Pathol Oral Radiol Endod 2005; 100; 308-14.

62. Linfocintigrafia para interpretação das alterações da função linfonodal cervical em pacientes com tumores malignos orais: Comparison of Tc- 99m-Re and Tc-99m-HSA-D; Oral Surgery, Oral Medicine, Oral Pathology, Oral Radiology & Endodontics, Volume 90, Número 4, outubro 2000, Páginas 525-537

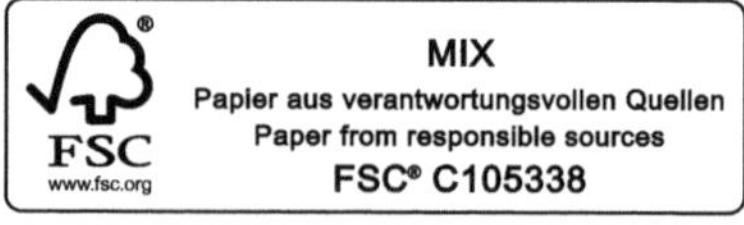

Printed by Books on Demand GmbH, Norderstedt / Germany